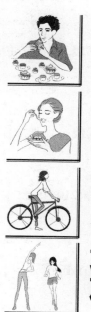

体检之后
在家改善血糖

高天舒 赵书媛 赖倚文 主编

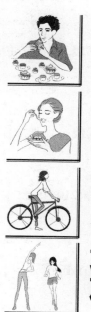

U0231981

辽宁科学技术出版社
·沈 阳·

图书在版编目（CIP）数据

体检之后在家改善血糖／高天舒，赵书媛，赖倚文主编.—沈阳：辽宁科学技术出版社，2014.11
ISBN 978-7-5381-8835-6

Ⅰ.①体… Ⅱ.①高… ②赵… ③赖… Ⅲ.①糖尿病—防治 Ⅳ.①R587.1

中国版本图书馆CIP数据核字（2014）第210445号

出版发行：辽宁科学技术出版社
　　　　　（地址：沈阳市和平区十一纬路29号　邮编：110003）
印 刷 者：辽宁星海彩色印刷有限公司
经 销 者：各地新华书店
幅面尺寸：145 mm × 210 mm
印　　张：5.125
字　　数：118千字
出版时间：2014年11月第1版
印刷时间：2014年11月第1次印刷
责任编辑：卢山秀　凌　敏
插　　图：韩丽萍
封面设计：魔杰设计
版式设计：图格设计
责任校对：合　力

书　　号：ISBN 978-7-5381-8835-6
定　　价：24.80元

联系电话：024—23284363
邮购热线：024—23284502
E—mail：lingmin19@163.com
http：//www.lnkj.com.cn

PREFACE

前　言

　　我国目前是糖尿病患病人数最多的国家，每100人中就有将近12人患有糖尿病，其中2/3的病人不知道已经患有糖尿病。尽管治疗糖尿病的药物日新月异，但是糖尿病的发病机制仍不清楚，因此糖尿病的治疗方法依旧是五架马车，即饮食治疗、运动疗法、糖尿病自我学习、血糖自我监测及药物治疗。头三架马车是糖尿病的基本疗法，任何药物治疗（包括胰岛素、胰岛素类似物及GLP-1受体激动剂等）都离不开生活方式的干预。糖尿病患者常存在两个极端：一种是过度依赖药物，忽视生活方式的干预；一种是单纯靠生活方式干预，过分控制饮食，超强度运动，排斥药物治疗，这两种情况都可以造成血糖难以控制而贻误病情。

　　中国的糖尿病患者以餐后血糖升高为主，特别是糖尿病前期患者及早期2型糖尿病患者主要表现为餐后血糖的异常升高，科学地饮食和运动治疗尤为重要。相当一部分病情较轻且胰岛 β 细胞功能较好的病人采取饮食和运动治疗血糖就可以达标。新诊断的2型糖尿病病情较重，血糖较高，经胰岛素强化治疗后胰岛 β 细胞功能恢复较好的病人也可以在一定的时间段内只用饮食和运动疗法就可以控制好血糖。即使用多种降糖药治疗的病人也可以通过调节病人的饮食而使血糖进一步改善，其至可以减少所用药物的种类或减少药物的剂量。患有糖尿病慢性并发症的患者如糖尿病肾病及糖尿病的伴发病如高血压、冠心病、血脂异常、高尿酸血症及痛风等也通过学习饮食和运动的知识而使病情得到改善，延缓病情的发生发展或反复。

本书以由浅入深、图文并茂、重复强调等方法教您糖尿病饮食及运动疗法的基本知识、基本原理，与其他同类书刊不同的是本书所介绍的方法易学易会，科学有效，只要您能认真学习本书的所有内容并用在您的日常治疗中，相信一定能受益终身。

目录 CONTENTS

第3章 得了糖尿病要怎样及时地治疗

第4章 如何靠自己来改善糖尿病

第5章　血糖无法进行自我改善时有什么样的治疗方法

体检结果

体检项目	体检数值	正常值
空腹血糖（毫摩尔 / 升）		3.9 ~ 6.1
尿糖		阴性（－）
餐后两小时血糖（毫摩尔 / 升）		3.9 ~ 7.8
糖化血红蛋白 A1C（％）		4% ~ 6%

你的血糖正常吗？
血糖的标准值是多少？

你的血糖正常吗？检测血糖是否正常一共 4 个检查项目，空腹血糖、尿糖、餐后两小时血糖和糖化血红蛋白 A1C，体检之后，把您的体检数值填到上表中，与正常值对比，看自己的血糖是否正常。

●**空腹血糖（GLU）**：是指在隔夜空腹（至少 8 ~ 10 小时未进任何食物后，早餐前采血所测定的血糖值，是诊断糖尿病和监测血糖控制好与坏的最常用指标之一。正常人的空腹血糖值为 3.9 ~ 6.1 毫摩尔 / 升，若是 ≥ 6.1 毫摩尔 / 升而 < 7.0 毫摩尔 / 升而餐后 2 小时血糖在正常范围就是空腹血糖受损；若是 ≥ 6.1 毫摩尔 / 升而 < 7.0 毫摩尔 / 升而餐后 2 小时血糖 ≥ 7.8 毫摩尔 / 升而 < 11.1 毫摩尔 / 升就是糖尿病前期或叫做糖耐量减退。若是 ≥ 6.1 毫摩尔 / 升而 < 7.0 毫摩尔 / 升而两次非同一天餐后 2 小时血糖 ≥ 11.1 毫摩尔 / 升，就是糖尿病了。若是两次非同一天空腹血糖值均 ≥ 7.0 毫摩尔 / 升也是糖尿病。如空腹血糖 < 2.8 毫摩尔 / 升，并且以前未患过糖尿病，就是低血糖症。

●**尿糖测定**：正常人尿糖甚少，一般方法测不出来，所以正常人尿糖应该是阴性或者说尿中应该没有糖。在正常人，只有当血糖超过 8.9 ~ 10 毫摩尔 / 升时，糖才能较多地从尿中排出，形成尿糖。所以说，血糖的高低决定着尿糖的有无：血糖在 10 ~ 11.1 毫摩尔 / 升，尿糖应为 ±；血糖在 11.1 ~ 13.8 毫摩尔 / 升，尿糖应为 +；血糖在 13.8 ~ 16.7 毫摩尔 / 升，尿糖应为 ++；血糖在 16.7 ~ 19.4 毫摩尔 / 升，尿糖应为 +++；血糖高于 19.4 毫摩尔 / 升，尿糖应为 ++++。

●**餐后两小时血糖**：早晨 7 ~ 9 时开始，空腹（8 ~ 10 小时）后口服溶于 300 毫升水内的无水葡萄糖粉 75 克，如用 1 分子水葡萄糖则为 82.5 克。如果是儿童则每千克体重 1.75 克，总量不超过 75 克。糖水在 5 分钟之内喝完。从喝糖第一口开始计时，服糖前和服糖后 2 小时分别在前臂采血测血糖。正常人餐后 2 小时血糖 < 7.8 毫摩尔 / 升，如果餐后 2 小时血糖 ≥ 7.8 毫摩尔 / 升，又 < 11.1 毫摩尔 / 升，为糖耐量减低；餐后 2 小时血糖 ≥ 11.1 毫摩尔 / 升，考虑为糖尿病。

●**糖化血红蛋白**：是人体血液中红细胞内的血红蛋白与血糖结合的产物，血糖和血红蛋白结合生成糖化血红蛋白是不可逆反应，并与血糖浓度成正比，且保持 120 天左右，所以可以观测到 120 天之前的血糖浓度。糖化血红蛋白测试通常可以反映患者近 8 ~ 12 周的血糖控制情况。糖化血红蛋白值 4% ~ 6%：血糖控制正常；6% ~ 7%：血糖控制比较理想；7% ~ 8%：血糖控制一般；8% ~ 9%：血糖控制不理想，需加强血糖控制，多注意饮食结构及运动，并在医生指导下调整治疗方案；> 9%：血糖控制很差，是慢性并发症发生发展的危险因素，可能引发糖尿病性肾病、糖尿病眼底病、糖尿病周围神经病变、心脑血管疾病等并发症，并有可能出现酮症酸中毒等急性并发症。

糖尿病并不可怕，可怕的是不能认真地对待糖尿病。本书会告诉读者血糖为什么会出现异常，糖尿病会对我们的生活产生什么样的影响，如果不及时治疗会产生什么样的后果，怎样做才能把血糖降下来。本书内容的关键是如何在家改善自己的血糖。得了糖尿病，自我学习、自我调理是最重要的，本书会让您掌握有关血糖的正确知识，教给您调理治疗糖尿病的各种方法，将自己的"高糖"生活过得更加甜蜜。

第 1 章 什么是血糖

血糖这个词总是出现在我们的生活当中，但很多人对其并没有多少了解。殊不知，只有先对"血糖"有所了解，我们才能提高对糖尿病的认识，从而达到更好的控制血糖的目的。

➡ 血糖是身体活动的能量之源

葡萄糖是人体活动所需能量的重要来源之一，但是，如果体内胰岛素不足或者胰岛素不能正常发挥作用时，葡萄糖就不能进入人体组织提供能量。停留在血液中的葡萄糖会导致血糖值升高，使人体进入高血糖状态，这种状态长期持续下去就会变成我们耳熟能详的糖尿病。

葡萄糖在胰岛素的作用下进入身体的各个组织

人体从食品中获得营养，我们从米饭、面食等主食中摄取的碳水化合物（糖质）在体内被迅速分解为葡萄糖，并被小肠等消化器官被吸收。因为葡萄糖具有很好的水溶性，所以被吸收的葡萄糖会进入水分较多的血液中，并伴随血液循环遍及全身。而血液中所含的葡萄糖就是血糖。

但是血液中的葡萄糖不能直接进入肝脏、肌肉、脂肪、大脑等全身各个需要能量供应的组织，人体并不能直接利用存在于血液中的葡萄糖。

胰腺所分泌的胰岛素是使人体能够利用葡萄糖的关键所在，葡萄糖借助胰岛素的作用才能进入肝脏等组织，成为人体活动的能量提供者。饮食使得血液中的葡萄糖暂时增加，而人体活动消耗葡萄糖使得血液中的葡萄糖减少，从而使血糖保持一定的浓度，即血糖值。

没有被人体利用的葡萄糖会分别以糖原和甘油三酯的形式存储在人体中，前者储藏在肝脏和肌肉等组织中，后者储藏在脂肪中。当体内葡萄糖不足时这些储藏的葡萄糖会被释放出来为人体活动提供能量。这种糖的转化过程我们称之为糖代谢（如图1）。

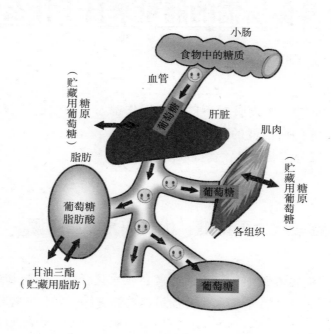

图1 糖代谢机构

葡萄糖无法被利用就成了高血糖，从而导致糖尿病

如果胰岛素的分泌不足或者功能较弱而不能充分发挥作用会造成什么结果呢？结果就是我们从饮食中摄取的葡萄糖不能进入人体的组织器官中去，也就不能提供能量，只能随血液循环于全身，从而使血糖值升高。

长期的高血糖状态会对全身脏器及血管产生不良影响，增加身体负荷，从而导致各种并发症的产生……这才是糖尿病的真正可怕之处。

➡️ 身体所需的能量来自于什么?

人体的活动,体内脏器不停歇的运作都需要能量,我们所消耗的能量少部分能在体内产生,大部分需要通过饮食摄取。

碳水化合物转化为葡萄糖,优先成为能量来源

为数众多的营养素中,三大营养素:碳水化合物、脂肪和蛋白质是人体活动的能量来源。其中碳水化合物最容易被分解、转化并提供能量。

食物进入人体后会被一点一点挤压至小肠,小肠上皮细胞分泌的消化酶将其分解为各种易于被人体吸收的成分,碳水化合物被唾液淀粉酶分解成葡萄糖——其中大部分会成为能量来源。

脂肪是仅次于碳水化合物的能量来源,葡萄糖消耗完之后甘油三酯会转化成脂肪酸来提供能量。蛋白质分解形成的氨基酸主要用于生成其他组织和细胞,只有极少部分会被用来提供能量。

葡萄糖被小肠吸收后进入血管,经过肝脏被分配给肌肉和脂肪等组织(见图1)。也就是血液中的葡萄糖有以下几种来源:食物被消化后由小肠吸收而来的;储藏在肝脏中的糖原分解而来的;体内其他"原料"经由肝脏合成的(糖异生)而来的。

正是由于有来源于食物的和来源于体内,即使在睡眠中,血液中也会有一定量的葡萄糖进入器官来维持人体器官功能的正常运行(不会使血糖值过低)(见图2)。

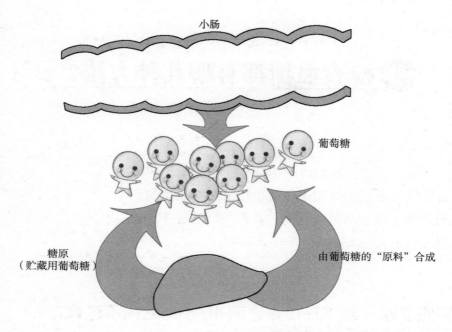

图2　经过小肠和肝脏等3个渠道所生成的葡萄糖

节约基因如今成了糖尿病的致病原因

　　人类之所以可以储藏从食物中摄取的未被利用的葡萄糖并蓄积脂肪，可以用"节约基因假说"来解释。

　　节约基因假说是因为人类历史的大半部分都是在和饥饿斗争的历史，在这场漫长的斗争中人类经常处于饥饿状态，由此人体拥有了储存能量的能力，并将之通过基因遗传给了后代。在这种基因的影响下葡萄糖和脂肪等宝贵能量来源一旦在人体内蓄积，就会以多进少出的方式节约使用。

　　即使没有食物，人体血液中葡萄糖也能保持在一定浓度（正常血糖），即体内也能保证一定的能量来源。人类凭借节约基因走过历史，存活了下来。但是现代生活中人们普遍饮食过量而且运动不足，葡萄糖不能被完全消耗，从而导致了糖尿病的发生。

➡ 检查血糖都有哪几种方法？

通过血液检查来检查葡萄糖含量简单易行而且可信度高，不仅用于体检，在了解糖尿病的病情发展上也是不可或缺的。我们可以通过3种检查方法来进一步提高检查的精确度。

空腹血糖－要求在检查之前10小时之内不进食，测量结果才不受饮食影响

餐后血糖值上升是正常情况，但如果还没有进餐而血糖值已经较高，则有可能是罹患了糖尿病，针对这种情况进行的检查就是空腹血糖检查。

原则上要求进行检查的人从检查的前一天晚餐后开始禁食，并在检查的当天早上采血来进行血糖检测，若要获得更为准确的检查数据则需要检查前至少禁食10个小时以上。

然而，即使空腹血糖检查没有发现异常也不能盲目乐观，因为可能出现餐后血糖值急剧上升并且很难降低的情况，所以一般还应该配合后面介绍的口服葡萄糖耐量试验进行检查。

随机血糖－仅作为对日常血糖值的了解，与饮食无关

随机血糖是一种通过采血检测血糖值的检查方法，与空腹血糖检查不

同，随机血糖没有饮食限制。适用于那些本应该接受空腹血糖检查但是在检查前进餐和治疗其他疾患时需要了解血糖值的患者。

在健康状态下，即使进餐后血糖值也只是上升到 7.2 毫摩尔 / 升左右，血糖值在餐后 1~2 小时到达最高峰，然后会慢慢复原。也就是说，无论何时检测，血糖值都应该不会超过 7.8 毫摩尔 / 升。

随机血糖检查虽然是没有饮食限制的粗略检查，但在了解被检查者日常血糖情况方面还是有非常重要的意义。

口服葡萄糖耐量试验（OGTT）– 了解葡萄糖代谢情况的最精确的检查

口服葡萄糖耐量试验是针对那些在空腹血糖和随机血糖检查中被判定为糖尿病或者有糖尿病倾向的人群所做的检查，通过这项检查可以获知受检者体内葡萄糖的代谢情况。

检查要求受检者在检查前要空腹 8~12 小时，不能吃夜宵，吸烟者在检查当天早上也要禁烟；试验前 3 天内，每日碳水化合物摄入量不少于 150 克，停用可能影响 OGTT 的药物如避孕药、利尿剂或苯妥英钠等药物 3~7 天；试验过程中，受试者不喝茶及咖啡、不吸烟、不做剧烈运动，但也无须绝对卧床。以保证在不受其他条件干扰下空腹进行检查。受检者口服 300 毫升葡萄糖（75 克）溶液，通常在服用后的 30 分钟、60 分钟、120 分钟及 180 分钟分别检查一次血糖。这种检查用于糖尿病和糖耐量异常的诊断。

小贴士：

血糖值不可过低否则会出现哈欠、饥饿、困倦、慵懒、心慌、多汗等症状。

血糖值持续过高会导致各种各样的机体功能障碍甚至诱发并发症，那么是不是血糖值越低越好呢？

如果血糖值过低，则提示着体内作为能量提供者的葡萄糖过少。这时人体就会将肝脏和肌肉等组织所蓄积的糖原转化成葡萄糖来提供能量，然而这始终只是一种应急性质的能源。如果长期处于血糖过低的状态，机体在日常生活中就会出现障碍。

低血糖的主要表现为：打哈欠、容易饥饿、困倦、懒惰、焦躁、注意力不集中等，严重时会表现为头痛、眩晕、恶心、心慌、多汗等症状。换而言之，身体失去了活力，会感到精力不济。

低血糖特别容易出现在正在进行降血糖治疗的患者身上，平时空腹时也会出现轻微的低血糖症状。由于胰岛素、磺脲类药物造成的低血糖症状明显且发生的频率也相对较高，甚至可能出现低血糖性昏迷，所以糖尿病患者应该对此多加防备。

第**2**章

为什么会出现令人担忧的血糖异常呢

　　血糖值偏高有各种各样的原因。本章将向您介绍有哪些状况会使血糖值升高，希望大家结合自己的生活方式对此有更深入的理解。

➡ 导致血糖值上升的主要原因是什么?

胰岛素功能不足是导致血糖值升高的主要原因

　　想要控制血糖首先要了解为什么会出现令人担忧的血糖不正常升高。要了解我们的身体和血糖的关系，那就应该从"吃"这一维持生命不可或缺的环节开始。

胰岛素进入血液中并不一定完全发挥作用

　　我们从食物中摄取的碳水化合物被消化酶分解成葡萄糖，再经由小肠的吸收而进入血液。很多食物都含有碳水化合物，因此在饮食过后会有大量的葡萄糖进入到血液中去。

　　胰腺中的胰岛为了维持生命活动所需能量会不断分泌少量胰岛素，而当其得到葡萄糖进入血液的信息时，会马上加大胰岛素的分泌量。

　　胰岛素分泌量增多后的一段时间内，因为胰岛素分泌量还是相对不足或者功能没有完全发挥，使得餐后血糖出现异常。出现这种情况的人就是糖尿病患者或者是糖尿病前期患者。

葡萄糖需要经过肝脏进入肌肉、脂肪和全身组织

　　如果胰岛分泌的胰岛素的"质"和"量"都很好，葡萄糖就能进入肝

脏然后被输送到肌肉、脂肪和全身组织。

　　而那些糖尿病患者或者说糖尿病前期患者的胰岛素分泌量或者功能存在障碍，以至于肝脏、肌肉、脂肪或者全身组织都不能充分地接受葡萄糖，其结果就是葡萄糖停留在血液中，使血糖升高。

如果胰岛素发挥正常功能，高血糖的状态就不会持续下去

　　葡萄糖从肝脏输送到肌肉等其他组织，所以即使是正常人，在此过程中也会发生暂时的高血糖。但是在健康状态下，胰岛素会立即产生作用帮助葡萄糖完成输送过程，因此不会出现血糖值极端升高的情况，而且其高血糖状态也不会长时间持续。所以健康人的血糖值虽然在餐后会出现暂时的上升，但短时间内会复原，并始终保持在一定范围之内。

　　但是，当胰岛素的分泌不及时或者胰岛素不能完全发挥正常功能的时候，离开肝脏的葡萄糖就很难进入组织器官中，从而使得血糖值在餐后急剧上升。

➡ 肥胖会抑制胰岛素的功能吗？

肥胖是导致胰岛素功能失常的原因之一

　　肥胖是百病之源，对糖尿病患者来说也是最常见的危险因素，它和糖尿病的发病以及病情的恶化有着非常重要的关系。体重控制得越好，血糖的控制越容易取得满意的效果。

肥胖状态下机体要求产生更多的胰岛素，使得胰岛的负担加重

　　血液中的葡萄糖（血糖）要转化成身体所需要的能量，就必须经由肝脏转运，然后才能顺利地进入到身体的各个组织中去。

　　胰岛素就是促进葡萄糖进入身体各个组织中的重要激素，但是仅有胰岛素还是不够的，各个组织的细胞膜还需要具有能够接收胰岛素的结构——胰岛素受体。

　　身体的肥胖是因为脂肪细胞蓄积了大量的没有被当做能量消耗完的葡萄糖而肥大所致。胰岛会对这个肥胖的个体产生反应，发出生成更多胰岛素的命令，结果加重自身的负担。

肥大的脂肪细胞会分泌炎症物质破坏组织细胞上的胰岛素受体功能

　　脂肪细胞常常因为身体肥胖而变得肥大，并且分泌大量的破坏胰岛素受体功能的炎性物质，胰岛素就会因为失去与胰岛素受体结合的机会而不能充分地发挥作用，人体也就陷入了胰岛素抵抗的状态。这种破坏胰岛素受体的炎性物质来源于形成肥胖尤其是内脏肥胖的脂肪细胞。

　　在这种情况下，胰岛素的功能不能完全发挥，血液中的葡萄糖（血糖）也不会被组织和细胞吸收利用，于是葡萄糖在血液中持续地增加从而形成了高血糖。同时胰岛素受体功能被破坏，胰岛素也不能进入组织和细胞中从而停留在血液中，这种状态就是高胰岛素血症。

　　这样的反应持续地发生在肥胖患者身上，很容易使高血糖状态持续存在，最终变成糖尿病。一开始只是多余的葡萄糖蓄积于脂肪细胞中，而后加速了肥胖的形成，同时使得葡萄糖的利用率低下形成高血糖和新的肥胖，久而久之患者陷入了恶性循环。

→ 导致肥胖的因素有哪些？

遗传和不良的生活习惯都可能导致肥胖

如果父母、兄弟和姐妹中也有人肥胖，肥胖者往往就会拿"这是遗传的，没有办法"来替自己开脱。确实，肥胖有遗传的因素影响，但是这种影响因素就像糖尿病的基因一样，只是使得病症"比较容易出现"而已。实际上，生活习惯对是否肥胖或者是否罹患糖尿病起着决定性的作用。

控制食欲的激素受遗传因素影响

如果同卵双生的双胞胎中有一人肥胖，那另一个在儿童期肥胖的概率是 70%，而成年之后这种概率只有 30%。也就是说肥胖确实和遗传因素有关，但实际上，是否肥胖取决于生活习惯。

那么，遗传因素是怎么使人肥胖的呢？现在通过研究我们知道，脂肪在人体内堆积后，就会有一种抑制食欲的瘦素被脂肪细胞分泌出来，这种激素的分泌减少或功能不足会导致身体肥胖。

很多事例显示，这种调节食欲的激素能否充分发挥作用会受到遗传的因素影响。

不当的饮食习惯和运动不足会导致肥胖

导致肥胖的不良生活方式中首当其冲的是不当的饮食习惯。"暴饮暴食"、集中在夜间进餐、正餐过后喜欢吃"零食"、为了消除压力和焦躁情绪而进行的"减压进食"或者是不忍心浪费食物的"多余进食"等，都是在肥胖患者身上常见的饮食习惯。

　　和平常规律的、适量的进食方式相比，上述饮食习惯会造成能量的过剩，过剩的能量最终以脂肪的形式蓄积在体内。而"运动不足"会使过剩的能量蓄积后无法被消耗，从而加剧了肥胖的形成。这都是不良生活方式导致肥胖的典型模式（见图 3）。

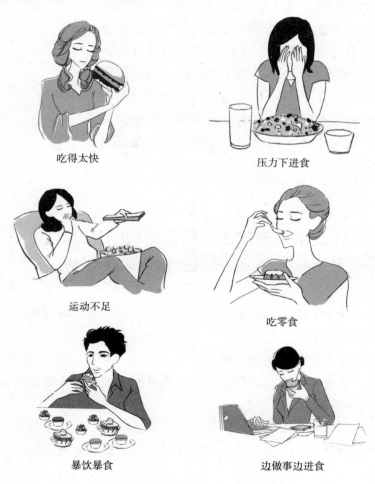

吃得太快　　　　　　　　　　压力下进食

运动不足　　　　　　　　　　吃零食

暴饮暴食　　　　　　　　　　边做事边进食

图3　导致肥胖的不良生活方式（不良的进食方式）

➔ 摄取的能量过剩可能导致肥胖吗?

很多中年肥胖的人会有这样的感慨:和年轻的时候相比,生活习惯、饮食习惯都没有发生改变,但是自己却发胖了。年轻的身体维持健康需要较多的能量,而到了中老年的时候,身体需求的能量就减少了,如果此时还是持续和年轻时期相同的饮食习惯和生活习惯,身体摄取的能量就会处于"供过于求"的状态,这就是中年肥胖的主要原因之一。

人体基础代谢所需能量占能量总消耗的6成,并且会随着年龄的增长而降低

我们从饮食中摄取的能量,例如碳水化合物、脂肪等被称为"摄取能量",是身体能量的"收入"。

与此相对,存在着相当于能量"支出"的"消耗能量"。这些"支出"除了用于日常生活、运动等身体活动的能量外还包括"基础代谢(安静时代谢)"的能量。

基础代谢和是否运动无关,其消耗的能量供给心跳、呼吸等维持生命所必需的生理活动。人即使在睡眠等安静状态下也需要最低限度的能量来维持生命。

这种基础代谢所消耗的能量占每天消耗总能量的6成,在青春期时所

需能量最多，成年后会逐渐减少（见表1）。

表 1　不同年龄基础代谢率的标准值

年龄（岁）	基础代谢率［千焦／（千克体重·天）］的标准值	
	男性	女性
15 ～ 17	113	106
18 ～ 29	100	99
30 ～ 39	93	91
50 ～ 69	90	87
70 以上	90	87

通过合理饮食与适当运动来保持能量的收支平衡

要保持能量的收支平衡，就应该随着基础代谢所需能量的减少（即随着年龄增长而出现的所需能量的自发减少）而减少能量的摄取。

如果不这么做，继续维持年轻时期的饮食习惯，人体摄取的能量就会超过所消耗的能量，多余的能量就会在体内转变成甘油三酯并在脂肪细胞中蓄积起来，这样就导致了肥胖。

如果人体摄取较多能量的话，可以通过运动来增加能量的消耗，只要能量的收支达到平衡，就能达到防止肥胖的目的。从这个意义上来说，我们应该把更多的精力放到把握饮食和运动的收支平衡中去。

如果不能减少能量的摄取，那就增加能量的消耗；如果不能增加能量的消耗，那就减少能量的摄取，这对于防止肥胖有十分重要的意义。

➡ 摄取高能量食物会导致能量过剩吗?

> 进餐后,胃的膨胀使人产生饱腹感,大脑也会发出各种信号来控制我们的食欲。从进餐开始到获得饱腹感,到进餐结束的过程中,进食方式和食物类型的不同会使得摄取的能量值存在很大的差异。

血糖和胰岛素的增加是开始出现饱腹感的信号

脑内一个被称作下丘脑的部位控制着我们的食欲。当体内的能量消耗殆尽时,人体需要从细胞中释放存储的能量来补充人体所需的能量。

这种行为活动作为信号使得位于下丘脑的饱腹中枢的功能受到抑制,摄食中枢的功能变得活跃,人就会产生空腹感。

相反,进餐后血液中的葡萄糖(血糖)就会增加,为了将这些葡萄糖吸收入体内,胰岛会分泌胰岛素。血糖和胰岛素的增加作为另一种信号,使得饱腹中枢的功能开始活跃,而摄食中枢功能受到抑制,人就会产生饱腹感。

进食过快或者进食不专心也会使我们摄取更多的能量

一般情况下,从进餐开始至血糖上升到足以刺激饱腹中枢的程度,需要 20 ~ 30 分钟,进食过快的人往往在饱腹中枢开始活动之前就已经过量饮食了。而一边吃饭一边看电视或杂志的这种进食方式,容易使人分心而忽略了饱腹感,从而造成过量饮食。

另外,食用量少但是能量高的食物同样容易出现在饱腹中枢发生作用之前就摄取到了较高能量,从而导致肥胖。

1 克碳水化合物所产生的能量大约是 16.7 千焦 (4 千卡),脂肪相当于其 2 倍,为 37.7 千焦 (9 千卡),因此,即使食用量相同,摄取高能量的食物也往往使人处于能量过剩的状态。

高能量食物有哪些?

●**动物脂肪类**:包括肥膘、奶油、鱼油、蛋黄。

●**糖类**:包括白糖、红糖、冰糖、水果糖、巧克力,现今有一种加入化学试剂的植物油,叫作氢化花生油,正被广泛使用,这种油的外观就像肥皂块一样,是制造巧克力的重要原料。我们吃巧克力主要就是吃氢化花生油。因此我们吃了巧克力之后,血液中的甘油三酯就会快速升高。

●**蜂蜜**:众所周知,蜂蜜的营养价值很丰富。的确,蜂蜜含有各种各样的营养物质,但同时蜂蜜含有 70% ~ 80% 的糖分,因此吃蜂蜜不是败火,而是上火。

●**油炸、焙烤食品**:包括方便面、汉堡包、烘焙面包、速冻食品、炸鸡块等,切记"快"餐会让您快速远离健康。

●**饮料类**:包括啤酒、汽水、可乐、果汁、速溶咖啡等。

●**淀粉**:中国人经常用淀粉作为炒菜的调料,这是我们的不良饮食习惯中急需改善的一点。

小贴士：

患有牙周病会使血糖值上升吗？

牙龈炎症产生的物质会使胰岛素功能下降

牙周病是由牙周病菌所引起的炎症，也是成年后牙齿脱落的最大原因。这种牙周病与高血糖以及糖尿病的发病、恶化有着很大关系。

感染了牙周病菌以后，牙龈就会有炎症。于是身体就会做出保护性反应以免被炎症攻击，从而产生各种各样的抑制炎症的物质，其中有些物质能够使胰岛素的功能下降。因此，如果感染上牙周病，就可能因为其影响胰岛素功能而出现高血糖。

高血糖会使牙周病菌的感染风险升高

与上述情况相对应，患有糖尿病的人，其体内高血糖环境会造成免疫力下降，同时使体内起生物防御作用的白细胞数量下降，这些改变都增加了机体感染牙周病菌的风险。

另外，血液中的葡萄糖过多的话，唾液中的糖分也会随之增高，这些糖分与口中的黏液一起创造出了极度适宜牙周病菌生长的环境，使得感染牙周病菌的概率增高。

糖尿病和牙周病的治疗相辅相成

在治疗糖尿病的过程中，利用饮食和运动来有效控制住血糖的话，牙周病的状况也会得到改善；同样，在治疗牙周病的过程中，有效的口腔保健和治疗会使得血糖得到很好的控制（见图4）。这种相辅相成的治疗效果在临床上是很常见的。

　　相反，对糖尿病治疗懈怠的患者其牙周病状况就容易恶化；而对牙周病的治疗不及时或者根本就不予治疗，其糖尿病发作、恶化的风险就会增高。牙周病是继眼病、肾病、神经病变、心肌梗死、脑梗死、下肢动脉血管硬化或下肢动脉闭塞后的第 7 大糖尿病并发症。所以无论是糖尿病的治疗还是口腔的保健，患者都应该耐心地坚持下去。

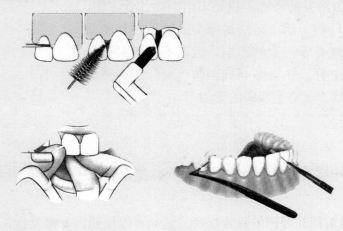

图4 灵活地使用牙线（左）和齿间刷（右）

➡ 运动少会造成血糖值上升吗?

血糖值上升的原因不仅是不恰当的饮食习惯，还包括运动的不足。运动对葡萄糖的消耗和胰岛素发挥功效有着很大的影响。运动不足不只是使体内血糖上升，还会影响到脂肪代谢，成为罹患各种与生活方式有关疾病的元凶。

通过增加消耗葡萄糖的"场所"来促进葡萄糖的消耗

肌肉是消耗葡萄糖的重要场所，运动可以使肌肉变得发达，从而加大葡萄糖的消耗。

活动肌肉的时候，肌肉和肝脏内蓄积的葡萄糖就会被作为能量使用。这时，由于葡萄糖消耗的速度加快，血液中的葡萄糖就会进入肌肉进行补充，血糖值也随之降低。

通过肌肉的活动，肌肉和肝脏接纳胰岛素的功能也变得活跃，换而言之，运动能降低胰岛素的抵抗。

而且，运动还具有奇妙且独有的特点：在运动过程中，即使没有胰岛素，葡萄糖也能够进入细胞内部。身体在节约了宝贵的胰岛素的同时仍能获得能量。

运动不足造成了脂肪的堆积，脂肪消耗不充分
会促成新的脂肪堆积

　　人体长期处于运动量不足的状态，体内的葡萄糖就不能完全作为能量消耗掉，多余的葡萄糖只能停留在血液之中使得血糖上升。这些未被使用的葡萄糖会以脂肪的形式蓄积在脂肪细胞内，肝糖原（葡萄糖在肝脏内的储存方式）也会转变成甘油三酯而引发脂肪肝。这些蓄积下来的甘油三酯因为运动不足而不能被充分燃烧，只会越积越多，陷入恶性循环中（见图5）。

　　如果在这个基础上变的肥胖，就会使病情迅速恶化。甘油三酯堆积在脂肪细胞后不仅加速脂肪细胞的肥大过程，还会使其分泌多种功能性物质。这些物质都会加剧胰岛素的抵抗而造成高血糖。

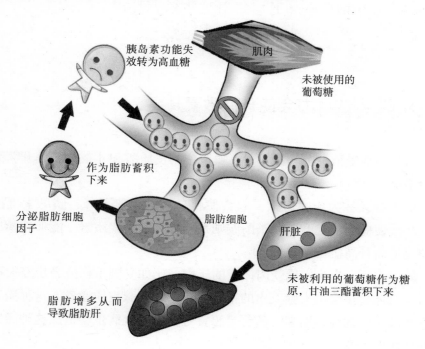

胰岛素功能失效转为高血糖

肌肉

未被使用的葡萄糖

作为脂肪蓄积下来

分泌脂肪细胞因子

脂肪细胞

肝脏

脂肪增多从而导致脂肪肝

未被利用的葡萄糖作为糖原，甘油三酯蓄积下来

　　图5　如果因为运动不足而导致脂肪堆积，胰岛素抵抗就会加重，这样会陷入高血糖所致脂肪增加的恶性循环中

➡ 精神压力过大会使血糖值上升吗?

　　生活在现代社会，承受压力是在所难免的。如果压力能转变为工作生活中的动力，就不用将其视为洪水猛兽。然而患者如果每天都处于持续高压状态下，这种状态会对血糖的调控造成不利影响。即使主观上想通过饮食和运动来对血糖进行调节，过大的精神压力也容易让这些努力付诸东流。

身心所受到的压力会使升糖激素升高

　　当我们承受精神上的压力时，血液中的皮质醇和儿茶酚胺等升糖激素就会增多。

　　皮质醇又称为压力激素，它会使胰岛素的功能下降，胰岛素抵抗加强，从而使血糖值上升。儿茶酚胺则是一种抗胰岛素激素，能抑制胰岛素的功能从而升高血糖（见图6）。

　　另一方面，当我们承受肉体上的压力，比如受到重伤或者历经大型手术时，机体会接受由大脑发出的指令而分泌肾上腺皮质激素，这种激素会使得血液中的葡萄糖增多。甚至是感冒等传染性疾病也会造成这种激素增多而使血糖上升。

绝不能小觑那些为了排解压力而出现的暴饮暴食行为

　　压力并不总是直接对我们造成影响，比如很多人都会通过大量饮食来排解压力，这种暴饮暴食的行为使得血糖控制变得紊乱，是我们绝对不能忽视的影响因素。

　　在精神上的压力已经加剧了胰岛素抵抗的情况下，再结合这种暴饮暴食带来的能量摄取过剩，出现高血糖的风险就会急剧上升。

　　虽然压力和糖尿病的联系至今仍然有很多不明了的地方，但实际生活中因为压力而使得血糖控制紊乱的现象屡见不鲜。我们应该想办法巧妙利用运动或者其他爱好来释放这些压力。

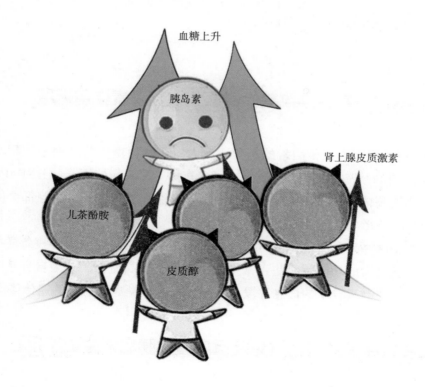

图6　身心的压力增加会使提高血糖值的激素活跃

➡ 遗传与糖尿病的关系密切吗?

> 家人、亲属中有糖尿病患者的话,本人通常也是易感糖尿病的遗传性体质而容易出现高血糖现象,这种人就很有必要重新审视自身的生活方式。正是因为具有这样的糖尿病易感体质,所以早期就要对血糖进行适当调控,避免高血糖的发生,从而能够和正常人一样地生活。

遗传基因异常会导致糖代谢紊乱和胰岛素作用迟缓

2型糖尿病受遗传因素的影响比较大,在葡萄糖代谢过程中起到非常重要作用的胰岛素受体、线粒体、脂联素、肝细胞核因子（HNF-1α）、过氧化物酶体增殖剂活化受体（PPARγ）和半胱氨酸蛋白酶等都会受到遗传基因的影响从而导致2型糖尿病发病。

上述这些激素出现异常时,会出现胰岛素分泌量减少或者胰岛素抵抗增加,胰岛素的功能就无法正常发挥,进而出现高血糖。如果自身基因中包含了这些激素异常的信息片段,就属于继承了糖尿病易感的遗传体质。

HLA抗原等物质通过免疫反应造成胰岛素生成不足

在胰岛素绝对缺乏的1型糖尿病患者中我们也找到了能够遗传的基因

变异，这些基因包括 HLA–DQ、HLA–DR 和 CTL–4（见图 7）。

不同于 2 型糖尿病，这些遗传基因异常的产物并不参与葡萄糖代谢，而是参与自身免疫反应去破坏胰岛，使得胰岛无法正常分泌胰岛素。其中又以 HLA 抗原与 1 型糖尿病的关联最为密切。

综上所述，无论是罹患 1 型糖尿病还是 2 型糖尿病，都有可能和自身的遗传基因导致的糖尿病易感体质有关。但我们还是应该清醒地认识到：糖尿病的发病并不应该完全归咎于遗传。

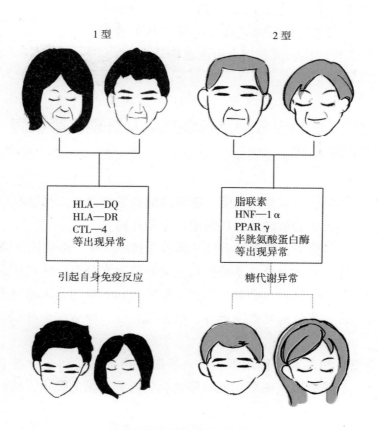

图7　易患糖尿病的遗传体质

➡ 还有哪些导致血糖值上升的因素？

血糖升高有时也和其他疾病或药物有关，这种情况下要做到对症治疗，适当处理这些影响因素，血糖一般都会慢慢稳定下来。所以我们要提前了解什么样的疾病或药物会引起血糖升高。

胰腺疾病、其他内分泌系统疾病以及肝硬化等疾病会导致血糖上升

胰腺分泌的胰岛素是体内唯一能够降低血糖的激素，当胰腺产生疾病时，胰腺的功能也会被破坏，从而使得血糖升高。

胰腺癌、胰腺炎、胰腺结石以及胰腺受到外伤时，都会使血糖升高。

除此之外，其他内分泌系统疾病也会导致激素分泌异常，从而使胰岛素分泌发生障碍，血糖也会随之增高。这些疾病包括伴有眼球突出的甲状腺功能亢进症、甲状腺功能减退症、肢端肥大症、库欣综合征和嗜铬细胞瘤等。

葡萄糖在胰岛素的作用下先进入肝脏后再被输送到全身各个组织中去，因此，肝硬化或其他肝功能障碍也会阻碍葡萄糖的吸收，从而导致血糖上升。

长期使用类固醇药物和降压药物也会造成胰岛素不足

　　长期使用某种药物，有时也会使胰岛素很难产生作用或者使胰岛分泌胰岛素的功能受到抑制，从而使血糖上升。

　　这些药物包括：由肾上腺皮质激素所生成的类固醇激素、用于治疗丙型肝炎的干扰素以及治疗高血压的利尿降压药（尤其是噻嗪类药剂）等，长期使用这些药物就可能使血糖升高。

　　我们将这些由于其他疾病或者药物而造成血糖持续上升最终变成糖尿病的病症称为继发性糖尿病或特殊类型糖尿病（见图 8）。大多数情况下，随着原有疾病的好转，血糖值也能恢复正常。

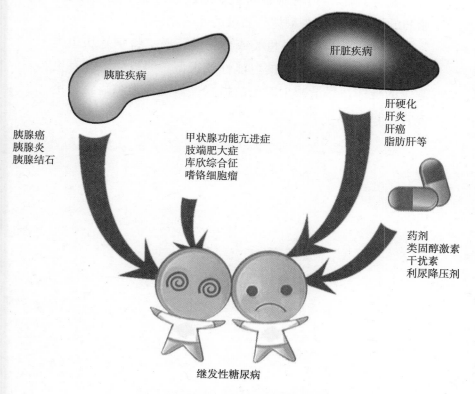

图8　其他疾病或药物所引起的血糖上升

小贴士：

你的脂肪能量比例正常吗？

经济发展使物质生活变得丰富，我们摄取更多的肉类，却减少了蔬菜的摄入

随着经济的高度发展，人们的饮食生活发生了很大的变化。这种变化在总能量摄取中有所体现，但更多地体现在了饮食结构上：原本占主要地位的蔬菜摄取量减少了，取而代之的是急剧增加的肉食——即动物脂肪的摄入。

如前文所述，高脂肪的食物容易使血糖上升，脂肪过多又是导致肥胖和高血糖的主要原因。再加上运动不足，脂肪的过量摄取成为糖尿病蔓延的元凶之一。

然而不同于肉类，鱼类或植物的脂肪，特别是从鱼类中摄取的脂肪造成肥胖的可能性就很低。所以为了拥有更健康的身体，尽量减少肉类的摄入，多吃鱼类和蔬菜是更为明智的选择。

第 3 章　得了糖尿病要怎样及时地治疗

平心而论，我们是不是只在乎体检的各项数据，认为只要没有危重的症状就可以高枕无忧了呢？为了自己的健康着想，我们应该重新审视自己的生活方式，第一步就是要了解忽略高血糖而带来的危害。

→ 持续的高血糖会导致糖尿病吗?

糖尿病是指人体长期处于血液中葡萄糖异常增多（也就是高血糖）的状态。一开始只表现在餐后血糖异常地增高，即糖耐量降低，空腹时血糖则会恢复到正常值范围内。如果到了这个阶段仍不进行治疗，便会出现慢性高血糖（即空腹出现高血糖），最后就发展为糖尿病。

如果糖尿病得到了良好的控制，患者也能够过和正常人一样的生活

持续的高血糖状态会影响身体各系统，从而引起各种并发症，可以说，高血糖是发生各种并发症的源头。所以，只要患者将血糖控制得很好，那么也可以过上和正常人一样的生活。

2007 年到 2008 年，在中华医学会糖尿病分会的组织下，全国 14 个省市做了糖尿病的流行病学调查，中国 20 岁以上成年人 2 型糖尿病的发病率为 9.7%，中国成年人 2 型糖尿病的患病总人数达到 9240 万，每 10 个成年人中就有 1 个是糖尿病患者，而且这个数据正在稳步上升，2013 年全国大中城市 2 型糖尿病的患病率为 11.6%，因此，中国已经成为全球患糖尿病人数最多的国家（见图 9）。

无论有无症状都要定期进行血糖检查

很多患者或者是准患者并没有进行相应的治疗，有些接受治疗的也没能坚持下来。

糖尿病本身并没有什么自觉症状，出现的症状往往来自于因为糖尿病恶化后引起的并发症。所以很多人会因为没有出现特殊症状而不去治疗，更谈不上进行检查了。

这种想法并不妥当，有症状时无需赘言，没有症状也要定期进行血糖检查，防微杜渐，做到早发现，早治疗。

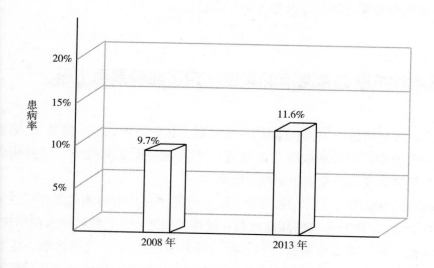

图9 中国糖尿病患病率发展趋势

胰岛素是能够降低血糖的唯一激素吗?

进餐后随着血液中葡萄糖含量的增加,血糖值上升,胰岛素会通过将葡萄糖运输到机体各组织器官中来减少血糖;另一方面如果血糖下降过多,血糖过低时会有升糖激素发挥作用来增加血糖含量。这种动态平衡如果被打破,往往就会使血中葡萄糖的含量增加,血糖升高,即糖尿病。

胰岛素和抗胰岛素激素的平衡决定了血糖是否上升

胰岛素是胰岛 β 细胞分泌的一种激素。在健康状态下,胰岛 β 细胞会感知血液中的葡萄糖浓度(血糖值),并分泌适量的胰岛素。这些胰岛素能够将其转变成糖原或脂肪储存起来。

胰岛的细胞群除了分泌胰岛素,还会分泌多种功能与胰岛素相反的抗胰岛素激素。α 细胞分泌的胰高血糖素就是其中之一,它能够使血糖增加。

除此之外,糖皮质激素(肾上腺皮质激素的一种)、儿茶酚胺、生长激素和甲状腺激素等都属于抗胰岛素激素。其中胰高血糖素和糖皮质激素的作用较强,能够使血糖含量急剧上升。

胰岛素原本在体内是不间断的一点一点地合成、分泌。餐后葡萄糖的含量增加,会使得胰岛素的分泌量剧增,从而将血液中的葡萄糖吸收到体内进行转化、消耗,这样血液中的葡萄糖浓度(血糖值)就会下降。

另一方面,当血糖值过低时,抗胰岛素激素就会发挥作用,抑制血糖值的过快下降。胰岛素和抗胰岛素激素在体内调节血糖的过程中取得平衡才使人体处于能保持正常血糖值的健康状态。能使血糖升高的抗胰岛素激素除了胰高血糖素外还有若干种，而能够降低血糖的激素只有胰岛素一种。在这种情况下，适当地对胰岛素进行调控显得尤为重要（见图10）。

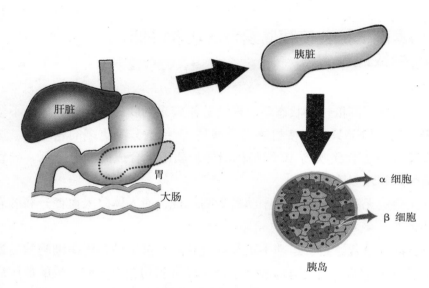

图10　胰脏与胰岛

胰岛素受体对胰岛素敏感度降低，也可能使血糖升高

　　胰岛素缺乏的原因有两个因素，一是胰岛分泌胰岛素的功能失常，不能正常分泌胰岛素，即所谓的"量"不足，是胰岛素的绝对缺乏，多见于1型糖尿病）；另一种是虽然胰岛素分泌量充足甚至超过正常水平，但是不能充分发挥功能，即所谓的"质"不足。

　　正常情况下，血糖哪怕只上升一点点，胰岛素都会产生相应反应并开始分泌，将血液中的葡萄糖吸收输送给细胞（肝细胞、肌细胞、脂肪细胞等），而如果这些细胞表面接收胰岛素的组织（胰岛素受体）敏感度不够，那么即便胰岛素充足，也不能完全到达接收葡萄糖的器官和组织细胞，其功能也就无法充分发挥。

我们将这种胰岛素功能不足称作胰岛素抵抗，将胰岛素功能无法发挥称作胰岛素高抵抗。其表现为胰岛素敏感性下降。

胰岛素高抵抗会使胰岛素合成功能降低，从而导致血糖上升

在胰岛素高抵抗的状态下，即使分泌较多的胰岛素，血糖值也不会降下来。这种情况只会促使机体动员胰岛 β 细胞分泌更多的胰岛素。这种状态持续下去会使胰岛 β 细胞被消耗，胰岛素合成的功能降低，导致血糖值越来越难以降低。

血糖值无法降低就会加剧胰岛素高抵抗，使人体陷入血糖升高的恶性循环中。

长期的饮食过量、运动不足是导致胰岛素抵抗即各组织细胞胰岛素受体敏感度不足的元凶。因为胰岛素分泌异常和功能不全而导致的糖尿病被我们称为 2 型糖尿病。

另外，胰高血糖素等抗胰岛素激素增加过多也会相应地造成胰岛素功能不足。胰高血糖素是饮食以外的葡萄糖生产途径，具有促进肝脏内葡萄糖生成（糖异生）的作用，因此也会加速血糖的升高（见图 11）。

"黎明现象"是指糖尿病患者在夜间血糖控制尚可且平稳，即无低血糖发生的情况下，于黎明时分（清晨 3~9 时）由各种激素间不平衡分泌所引起的一种清晨高血糖状态。这一现象最初是 1981 年由国外学者 Schmidt 首先提出的。有学者测定出现过黎明现象的糖尿病患者黎明时的血清生长激素、皮质醇、胰高血糖素及儿茶酚胺等水平均高于正常值，故预测胰岛素抵抗是其发生的可能机制之一。

目前认为，胰岛素抵抗不仅是 2 型糖尿病的发病基础，更是贯穿多种代谢相关疾病的主线，是连结它们的纽带，是这些疾病的共同病理生理基

础。中医药对胰岛素抵抗的研究虽起步较晚，但近年来的研究渐趋活跃。西医讲糖尿病是胰岛功能损伤所致，就是中医的脾胃运化功能障碍才会导致痰湿内生、体胖、血糖升高。中医无胰，胰附于脾，健脾补气即是调理胰脏功能，气盛则帅血有力，阳盛则温煦肢体，寒散则血脉得通。从"益气温阳理论"的临床效果来看，能明显改善患者的胰岛功能，逐步减少用胰岛素及降糖药物的用量，同时也使糖尿病并发症的发生率显著降低。

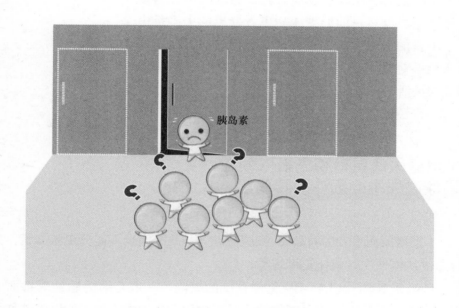

图11　通往各细胞的门减少，因不能接纳胰岛素而无法使用葡萄糖的状态就是胰岛素抵抗（胰岛素感受性低）

→ 糖尿病的类型有哪些?

根据致病原因和发病方式，糖尿病可分为多种类型。虽然目前的糖尿病患者罹患的大多是由于不良的生活方式而引起的 2 型糖尿病，但是如果能够对其他类型的糖尿病有所了解，就能采取更加灵活、有效的治疗。

1 型糖尿病具有胰岛素依赖性，
治疗过程中必须注射胰岛素

1 型糖尿病患者的胰岛 β 细胞被破坏，几乎完全不能分泌胰岛素，只能通过从体外注射来补充胰岛素。

胰岛被破坏是由于自身免疫系统的缺陷，一般是因为感染病毒而引发，但也存在原因不明而发作的情况。发病者多为青少年，所以曾被称作年轻型糖尿病。

与 2 型糖尿病相比，1 型糖尿病患者受生活方式的影响较小，可以通过检查血液中是否存在抗 GAD（谷氨酸脱羧酶）抗体来进行诊断。

2 型糖尿病多是不当的生活方式导致的慢性高血糖

2 型糖尿病是最为常见的糖尿病，其中绝大多数患者（95%）罹患这种疾病是因为生活方式不当，过量饮食和运动不足等原因造成了持续的高血糖，而胰岛素的功能也在这种环境下慢慢降低，人体不能充分利用血液中的葡萄糖，慢性高血糖逐渐发展成糖尿病。

患者本身多具有易感糖尿病的遗传性体质，再加上各种使得血糖值上升的糟糕生活方式，使糖尿病很容易被诱发。2 型糖尿病多在中老年以后发病，所以也曾被称为成年型糖尿病。

但是，近年来患有 2 型糖尿病的儿童开始逐渐增多，这点值得引起我们注意。

父母不仅仅通过遗传影响着孩子的体质，其饮食、运动等生活习惯往往也会对子女产生很大影响，因此患有糖尿病的父母有必要为子女的健康多考虑一分。

因为其他原因导致的胰岛素分泌不足或功能下降而造成的糖尿病

特殊疾病所导致的糖尿病

胰腺疾病、肝脏疾病、甲状腺功能异常、治疗药物影响或者遗传基因异常等都会造成胰岛素分泌量减少（或消失）、功能下降而导致糖尿病。其中尤其值得注意的是胰腺癌的初期症状包含有糖尿病，这种情况多发生在体格瘦弱的人身上。

妊娠糖尿病

是在女性妊娠过程中，体内产生很多激素来保证妊娠的顺利进行，但是这些激素会减弱胰岛素的功能。另外，胎盘也会产生破坏胰岛素的酶。这样在妊娠过程中妇女体内需要产生更多的胰岛素以维持正常血糖，如果体内不能分泌出足量的胰岛素，就会因为妊娠而引发糖尿病。

→ 尿糖、糖化血红蛋白的检查同样重要吗?

诊断糖尿病的基本依据是血糖的测定结果。因为血糖受多方面因素影响,所以我们需要结合多次检查的结果来进行综合的判断。另外。糖化血红蛋白(主要是 HbA1c)检查作为诊断糖尿病的辅助检查,是为了了解过去一段时间的血糖状态从而进行长期血糖控制的不可或缺的指标。

不能被肾脏重吸收的糖分就会出现在尿液中 ▶

前文已经对血糖值的检查方法进行了介绍,然而当空腹血糖检查或者随机血糖检查测定的结果提示有罹患糖尿病的可能的时候,医生需要结合另外时间段的血糖检查结果及糖化血红蛋白的检查结果才能对糖尿病进行确诊。

最普通的糖尿病检查是尿糖检查。葡萄糖是身体重要的能量来源,当身体处于健康状态时,肾脏会对原尿中的葡萄糖进行重吸收,使其回到血液中去再被组织吸收,提供能量,提高人体对能量的利用效率。然而,当血糖值达到 9.4 ~ 10 毫摩尔 / 升以上的时候,肾脏无法将这些葡萄糖完全重吸收,这些没有被重吸收的葡萄糖就出现在了尿液中。

正常人的尿糖检查结果为阴性,当检查结果持续阳性(+、++、+++)就可以推测受检者的血糖值较高,从而将其判定为“疑似糖尿病”。含有葡萄糖的尿液有较强的黏性,会在马桶中起泡或有甜味(也有可能是恶臭味）。

可是，即便血糖值正常的人也有可能出现尿糖阳性的现象；相反，患有糖尿病的人也有检查不到尿糖的情况发生。糖尿病作为长期的、持续性的高血糖状态并不能只凭尿糖检查结果来判定，所以应将其与血糖检查等检查方式联合起来进行综合诊断。

只要购买尿糖试纸就能够进行尿糖检查，这种检查方法十分简便，也有助于提高人们对糖尿病的重视，了解血糖的基本情况。

通过糖化血红蛋白的检查，可以了解过去一段时间内的血糖状况

血液中的糖化血红蛋白是诊断糖尿病的另一项重要指标，顾名思义，它是血液中红细胞主要成分血红蛋白与葡萄糖非酶糖基化后的产物。

因为全身红细胞每3~4个月就更新1次，所以通过检查糖化血红蛋白的比率可以了解血糖检查之前1~2个月的血糖状态。即使是受检者当天的血糖值检测结果正常，只要糖化血红蛋白的检测值较高，也可以怀疑受检者在此次血糖检查之前的1~2个月处于高血糖状态，因此有必要对受检者再次进行检查。

糖化血红蛋白检查对观察血糖动态有非常重要的意义，是长期监测患者血糖以及预防并发症的发生所必需的检查。

小贴士：

你了解你的血糖和尿糖吗？该怎样进行自我检测？

正常人的尿液中也会出现葡萄糖

即使是正常人，其尿液中也会出现少量的葡萄糖，1毫升的尿液中有 1~3 毫克的葡萄糖是属于正常范畴，尿中的糖分处于这个水平的时候不会出现问题。但是如果检查结果持续超出 1 毫克就会出现问题，这提示身体处于高血糖状态，葡萄糖的含量超过了肾脏重吸收的限度，尿检的结果会显示 + ~ ++。如果尿检结果总是阳性，就要加倍小心了。

这种尿糖是高血糖产生的，说来有趣，从糖尿病的名称来看整个疾病似乎是以尿糖为中心，而其实质上的确是"高血糖病"，尿糖只不过是其中的一部分表象。

高血糖的产生是因为胰岛素的分泌不足或者拥有足量的胰岛素却无法使其充分发挥作用而导致身体不能充分地将葡萄糖吸收利用，造成葡萄糖在血液中的堆积。

高血糖的状态长期的持续下去使得肾脏在过滤血液的时候不能对葡萄糖进行完全的重吸收，这些不被重吸收的葡萄糖进入尿液中就形成了尿糖。

市面可以买到测定血糖和尿糖的仪器，在严格遵从医生的指导对糖尿病进行治疗的同时，灵活使用这些仪器将有助于自己平时调控血糖。

掌握自行检测血糖、尿糖的方法

1 型糖尿病患者或者其他必须注射胰岛素的人需要掌握自行检测血糖的方法。通过检测了解平时血糖值的变化情况，才能根据检测的数据决定胰岛素的使用量。即使不使用胰岛素的时候，掌握自行检测血糖的方法对控制血糖也有帮助。

另外，在自行检测血糖的时候，其采血和检测的方法往往和使用的仪器有关，所以最好遵从医生的指导去使用这些仪器。

而自行检测尿糖的方法则更加简单，只需要将试纸顶端浸泡在采尿杯中数十秒，然后将其颜色变化与试纸附带的色标卡进行对比即可。

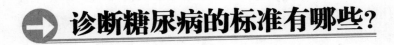

诊断糖尿病的标准有哪些？

> 下列标准对各种血液检查均适用。参考下列指标，如果您的检查结果处于正常值或者临界状态，也一定要在饮食和运动等方面加以注意，不能掉以轻心；而检查结果显示为糖尿病的朋友，则应该以此为鉴，重新审视自己的生活方式，为自己、更为健康的未来而努力。

糖尿病的诊断标准

空腹血糖值

< 6.1 毫摩尔 / 升 ······················· 正常值

6.1 ~ 7.0 毫摩尔 / 升 ········ 临界值或糖尿病前期

> 7.0 毫摩尔 / 升 ······················· 糖尿病

随机血糖值

< 7.8 毫摩尔 / 升 ······················· 正常值

7.8 ~ 11.1 毫摩尔 / 升·········· 临界值或糖耐量异常

> 11.1 毫摩尔 / 升····················· 糖尿病

口服葡萄糖耐量试验 2 小时值

< 7.8 毫摩尔 / 升 ······················· 正常值

7.8 ~ 11.1 毫摩尔 / 升········ 临界值或糖耐量异常

> 11.1 毫摩尔 / 升····················· 糖尿病

在首次检查中，如果空腹血糖值、随机血糖值或口服葡萄糖耐量试验（2 小时值）中有 1 项达到糖尿病标准，再结合下列项目中的任意 1 项，就能一次性确诊为糖尿病了。

有典型的糖尿病症状（口渴、多饮、多尿和体重减轻等）；糖化血红蛋白（GHbA1c）比率在 6.5% 以上；罹患糖尿病型视网膜病变的风险明显增加。

检查的结果处于临界型，且不符合以上 3 项中的任意 1 项的受检者需要进行第 2 次检查。这次检查的项目和第 1 次相同，不过只需选择 1 项检查（一般选择口服葡萄糖耐量试验），如果此次检查结果符合糖尿病的诊断标准，方可确诊为糖尿病。若结果不符合糖尿病的诊断标准，则属于"需要观察"的范畴。

根据最新的糖尿病诊断标准，在诊断糖尿病时并不参考口服葡萄糖耐量试验的 1 小时值。然而这个数值如果超过了 10 毫摩尔 / 升，即使其 2 小时值处于正常范围，受检者也有很大可能将来会罹患糖尿病。

基于这个考虑，为了提前预防，实现对糖尿病的早期发现，应该尽量和医生协商，对口服葡萄糖耐量试验的 1 小时值也进行检查。

➡ 为什么要及时地治疗临界型糖尿病？

在糖尿病的诊断标准中，临界型既不是正常型，也未达到糖尿病标准，而是处于介于两者之间的状态，又称作糖耐量异常或糖尿病前期。患者对待临界型糖尿病的态度会对后期的血糖控制产生很大的影响。所以没必要因为检查结果不是正常值而悲观，也不要因为还不是糖尿病而对此漠然视之。

如果对表现为临界值的检查结果置之不理，就会导致糖尿病 ➤

通过血糖值的检查我们会获得口服葡萄糖耐量试验的结果，对其进行跟踪观察。

如果受检者正常，即使在口服葡萄糖耐量试验（饮食也是一样）之后血糖也不会上升很多。血糖在餐后 1 小时左右会到达高峰，2.5 小时以后则会恢复到餐前水平。

但是，如果是糖尿病，受检者空腹时血糖已经很高，口服葡萄糖耐量试验后血糖会进一步的急剧上升，而且上升持续的时间增加，超过 1 小时后血糖仍然上升直到 2 小时后才会到达峰值，其后缓慢地下降，血糖的恢复需要较为漫长的时间。

临界型介于正常型和糖尿病型之间，其血糖值在空腹时和正常型差异不大，所以仅仅是根据空腹血糖值有时很难判别是正常型还是临界型。

对于临界型来说，它是正常型和糖尿病型的临界点。同时处于临界型的患者，到底是对其置之不理，不屑一顾最终导致糖尿病和并发症；还是要以此重新审视自己的生活方式来维持健康？从这个意义上来说，也是人生的另一个临界点。

忽略临界型糖尿病也会引发并发症，有相关遗传体质和肥胖的人尤应注意

100 个临界型的人群中，1 年内会有 3~5 人发展成糖尿病。另外，虽然处于临界型的状态，有些人会出现神经等方面的并发症。其中肥胖的、亲属中有糖尿病患者的以及餐后 1 小时血糖超过 10 毫摩尔 / 升的临界型患者比较容易出现并发症。

许多中老年患者在进行体检或血糖检测后被医生告知目前为临界糖尿病，大部分人认为临界糖尿病并不是糖尿病，并不特别重视，这种做法是不正确的。人们对待临界糖尿病的态度应与对待糖尿病的态度相同，应立即开始采用干预措施。临界糖尿病常是糖尿病的早期表现，部分患者可能由于病情的进展而变为真正的糖尿病。即使临界糖尿病患者的血糖水平不继续升高而演变为糖尿病，但由于血糖的高水平状态，仍然可以同其他糖尿病患者一样，发生心脏病、神经病变、肾脏损害和卒中等并发症。

通过饮食运动治疗，血糖还是偏高的话，可以适当使用降糖药。如以餐后血糖高为主，可服用 α - 葡萄糖苷酶抑制剂；如以空腹血糖高为主，可服用二甲双胍，从小剂量开始，在医生的指导下规律服用。同时，中药对血糖升高也有明显的治疗效果，中药调理亦是一个不错的选择。

为了明确血糖的控制情况，我们需要定期监测血糖及糖化血红蛋白，必要时进行糖耐量试验。

糖尿病的初期会不会出现症状?

> 众所周知，糖尿病患者有口渴、多饮、多尿三大症状。很多人没有出现这些症状，并以此为由拒绝改善自己的不良生活方式。然而，病情已经在这种状态下不断恶化，到症状出现时患者可能已经伴有各种并发症了，这样的例子并不少见。

高血糖除了使人多饮、口渴、多尿外，症状也存在很大的个体差异

健康状态下，血液中多余的葡萄糖会被肾脏重吸收，再次作为能量被利用。但是当长期、持续处于高血糖状态时，肾脏无法将所有的葡萄糖重吸收回去，未被重吸收的葡萄糖便进入了尿液当中。

葡萄糖在进入尿液中的时候从血液中带走了大量的水分，因此会使得尿量增多（多尿），血液中的水分被带走后使人感觉口中干渴（口渴），使得人自然而然的想要大量补充水分（多饮）。

另外，如果出现高血糖所引起的胰岛素功能下降，葡萄糖便很难进入到肌肉等组织细胞当中作为能量被消耗掉，因此整个人会出现能量不足的症状，包括进食后依然快速出现的饥饿感（食欲异常），突然想吃甜食，身体会出现倦怠感（全身倦怠）等。

身体不能利用葡萄糖来提供能量时，肌肉中的蛋白质和脂肪就开始被分解和消耗，人也会在短时间内急剧消瘦（体重减少）。甚至会以脂肪的

快速消耗为导火索造成患者意识不清（意识障碍），即糖尿病酮症酸中毒。

判断糖尿病的标准是血糖值，而不是症状

　　包括多尿、口渴、多饮三大症状在内，糖尿病的各个症状之间都有着密切的联系，而症状的出现也存在着很大的个体差异。即使是高血糖，有的人也没有明显的症状，有的人症状出现后很快又会消失。人类个体之间的差异使得血糖值的高度和糖尿病症状的强度并不总是完全一致。患者没有任何症状却出现并发症的情况也时有发生（见图12）。

　　总之，判断糖尿病的标准是血糖值，而不是症状。

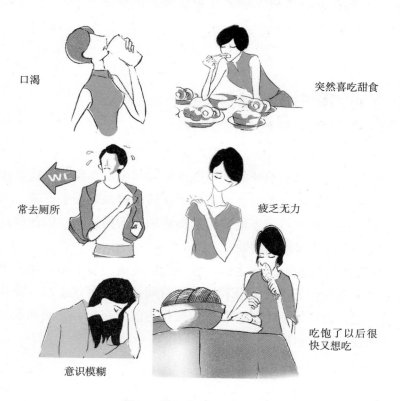

口渴

突然喜吃甜食

常去厕所

疲乏无力

意识模糊

吃饱了以后很快又想吃

图12　糖尿病的主要症状

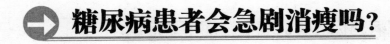

糖尿病患者会急剧消瘦吗？

> 提起糖尿病，人们的第一反应往往是肥胖、倦怠感、食欲异常等症状，因此很多人有着"我这么瘦的人不会得糖尿病"的想法。糖尿病患者中确实肥胖者居多，不过也有瘦人发病的病例。而且随着糖尿病的发展，即使是肥胖的人也会出现急剧消瘦的情况。

消耗脂肪和蛋白质来给身体提供能量的结果就是体重减轻

有病例显示，即使不胖的人也会罹患主要由不良生活方式造成的 2 型糖尿病。另外，同样是肥胖，内脏型的肥胖更难从外表上发觉。而且还有很多人到了中老年才得了不能分泌胰岛素的 1 型糖尿病。因此胖瘦和糖尿病的发病与否没有必然的关联。

另一方面，罹患糖尿病之后，胰岛素缺乏或功能下降，体内最重要的能量来源葡萄糖却无法被充分利用。长时间处于这种状态时，身体为了保障能量供应，会开始使用脂肪和蛋白质作为能量来源，脂肪和蛋白质被消耗的结果就是体重急剧下降（见图 13）。

出现急剧消瘦的症状时要马上咨询医生

　　糖尿病治疗不佳，血糖明显升高的患者，即使维持以往的饮食方式和生活方式，也很容易出现体重急剧下降的情况。体重下降的同时还伴有容易疲劳、异常口渴、常去厕所、吃饱了很快又饿等症状。

　　出现这些症状的时候，就是提示葡萄糖已经无法作为能量来源被人体使用了。高血糖再恶化下去，人就有昏睡、意识丧失的危险，甚至会加剧并发症。不过基于个体差异，有的人在高血糖状态下虽然消瘦也能正常生活，不要因为症状还不严重就不重视高血糖的情况，淡漠视之，而应该马上向医生进行咨询。

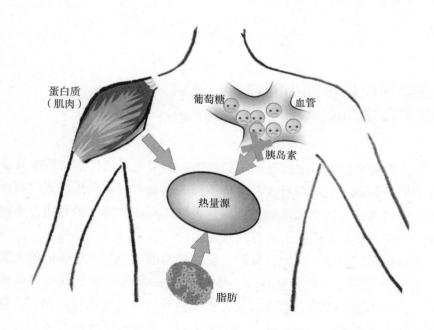

　　图13　当葡萄糖不能作为热量源来使用时，就会导致脂肪和蛋白质（肌肉）被消耗，从而使人消瘦

➡ 糖尿病易引发哪些并发症？

有的人在检查后被医生告知血糖值存在异常，也以各种理由拒绝改变自己的不良饮食习惯和生活习惯，使得高血糖状态持续和加重，从而进一步引发各种并发症。这些并发症很多都非常严重，甚至会危及生命，它们才是糖尿病的真正可怕之处。

高血糖不仅损伤细小的血管，还会侵蚀大血管而危及生命

有的人虽然在体检中被查出了高血糖，但由于自己日常生活中并没有出现不适或障碍，也就没有改善自身不当的饮食习惯和生活方式。高血糖环境得不到改善，就会出现包括糖尿病视网膜病变、糖尿病肾病、糖尿病性神经病变三大并发症在内的各种并发症。

视网膜病变会使人失明，肾病会导致肾功能不全而不得不依赖人工透析，神经病变使人体对自觉症状不敏感，进一步恶化会出现很多其他并发症。这些都是高血糖对眼底和肾的细小血管及神经所造成的损害。高血糖还会加速大血管的动脉硬化，导致冠心病、心肌梗死和脑卒中等危及生命的疾病。就是为了预防这些严重并发症的发生，才要强调对糖尿病要求早发现、早治疗。

糖尿病性视网膜病变

　　血液通过遍及全身的毛细血管将氧气和营养输送到各个器官中去，高血糖会使眼部的细小血管出现问题，使眼球得不到氧气和营养的充分供给。这样就会使眼内长出新生的、容易出血的血管，有时还会出现眼底出血甚至失明，这就是糖尿病视网膜病变。

眼部血管因为高血糖而变得脆弱，容易造成视网膜出血或斑点的发生

　　人们常把眼睛的构造比喻成照相机，画像将通过晶状体（镜头）映在视网膜（胶片）上。

　　视网膜上分布有细小的血管，眼睛通过血液获取了充足的氧气和营养才能够形成鲜明的画像。

　　但是视网膜上的血管都很微小，如果血糖值较高的状态长期持续下去，血管就会被堵塞，导致血管的细胞坏死而使血管受到损伤。另外，小血管出现突出（毛细血管瘤）后，在视网膜上就会出现类似出血的现象（点状出血）。

　　同时，血液中的蛋白质和脂肪进入视网膜后会在细胞的损伤处形成斑点（白斑）。视网膜上的黄斑部聚集着视细胞，它能够使人看到物体。如果黄斑部的损伤处出现白斑，就会出现视物模糊：仿佛蚊虫在眼前飞舞或者灰尘在飘荡等。出现这些异常就标志着糖尿病眼底病变的第一阶段——单纯性视网膜病变。

　　在这个阶段，患者只会感觉到不明原因的视物不清，人们往往会觉得这只是上了年纪的缘故，而容易将其忽视。

　　如果不对糖尿病进行适当的治疗，发病后 5～7 年，糖尿病就会发展成单纯性视网膜病变。从发现糖尿病时起大约 10 人中有 1 人会发展至此

病。

单纯性视网膜病变出现后还不进行治疗的话，点状出血和白斑就会增多，在血管内很容易出现更大的突出。它会在视网膜的静脉内弯弯曲曲、粗细不均的分布。而且一部分突出肿胀后会使血液流动不畅，造成视网膜的部分区域供血不足。这样就发展到第二阶段——前增殖性视网膜病变。

有时眼睛内部发生了病变，但却不会出现视力降低的自觉症状。

新生血管形成后会再被破坏，玻璃体积血会造成视网膜脱落

从前增殖性视网膜病变阶段开始，如果高血糖状态继续存在，眼球会在血液所渗透不到的部位长出新生血管来弥补氧气和营养的不足的，由此开始进入第三阶段——增殖性视网膜病变。

这种新生血管非常脆弱，容易破裂。破裂后就会在玻璃体上出现出血现象（玻璃体积血）。在出血的部位，血液凝固后形成的膜会拉扯视网膜并使其从眼底脱落（视网膜脱落）。

视网膜脱落后的部分会在视野内形成黑色斑点状的影子，遮挡视野。如果它变成黄斑就会导致失明。每年约有3万人因为糖尿病而失明。所以糖尿病被列为成年人失明的第一大因素。

糖尿病肾病

肾脏能够将血液中所含的无用及有害的物质通过尿液排出体外，而将有用的、人体必需的物质在血液内重吸收。担负这种功能的组织就是肾脏的肾小球和肾小管，而高血糖会损伤血管使肾脏功能迟缓或麻痹。

体内的蛋白渗出到尿中，而本应排出体外的废物却滞留在体内

　　肾脏内尤其是在毛细血管密集的肾小球承担着排出血液中的废弃物并将必需的物质进行重吸收的功能。

　　持续的高血糖状态下，肾小球的作用就会减弱，对身体有用的白蛋白便会从肾小球渗透到尿中。在这个阶段不会出现特别的自觉症状，但是这种身体状态可以通过检查发现。

　　出现蛋白尿后，肾脏的过滤功能会进一步降低，废物无法从血液中完全排出，这些无用甚至有害的物质就会滞留于体内，血压就会上升，全身会出现明显的水肿。

　　如果对此不采取有效的应对措施，肾脏就会失去功能而导致肾功能不全，甚至会发展成危及生命的尿毒症。那时就只能用人工透析来代替肾脏的功能。人工透析本身及其所花费时间和费用对患者来说都是沉重的负担。

如果尿中只含有微量的白蛋白，这种情况可通过彻底的血液管理来恢复

　　第一期（高灌注期）：机体的高血糖状态已经存在，但蛋白尚未进入尿中，肾脏的过滤功能依然正常。如果这一阶段能够利用饮食、运动等疗法来控制血糖，那就不会出现特别严重的问题。

　　第二期（正常白蛋白尿期）：发生毛细血管基底膜增厚，尿微量蛋白排泄呈间歇性增高。不过到了这个阶段如果能够利用饮食、运动等疗法，同时结合对血压的调节等方式来彻底控制血糖，就可以消除白蛋白尿，阻止肾病的进一步发展。这一阶段的患者至少要每3个月进行1次尿中白蛋白检查。

第三期（早期糖尿病肾病期）：出现持续微量尿白蛋白，即尿白蛋白排泄率（UAER）介于 20～200 微克／分钟之间，而正常人 <10 微克／分钟。

第四期（临床糖尿病肾病期）：蛋白尿加重，UAER>200 微克／分钟，尿蛋白 >0.5 克 /24 小时，肾小球的过滤功能进一步降低，血液中蓄积废物，肾功能逐渐衰退，可伴有水肿和高血压，并开始出现手脚麻木，这时更需要对饮食进行限制。

第五期（尿毒症期）：由于肾脏几乎或完全失去功能，所以患者必须进行血液透析，肾脏移植也是有效的治疗方法之一。糖尿病肾病是使迫使患者采用人工透析最多的疾病，每年约有 1.3 万人因为糖尿病肾病而接受人工透析。

糖尿病性神经病变

在眼底病变、肾病、神经病变这三大糖尿病并发症中，糖尿病性神经病变最容易在早期阶段发病而且是最为普遍的疾病，这种疾病容易使患者出现麻木、疼痛等明显的自觉症状，但是这些信号如果被患者忽视，往往会出现神经麻痹进而造成严重的后果。

开始时出现针刺般的疼痛，而后造成患者知觉不灵敏，甚至发生坏疽

糖尿病性神经病变是因高血糖导致末梢神经的功能障碍所引起的，在其过程中会出现各种各样的症状。

高血糖造成末梢血管的血流不畅，处于这些区域的神经无法获得充足的营养。葡萄糖在转变成易于体内吸收的形式时还会产生其他物质，这些物质会造成神经细胞内信号传递不畅，高血糖还会造成许多蛋白质与糖结合在一起，这些糖化的蛋白质会使神经纤维萎缩。诸多的因素导致了神经

功能发生障碍。

末梢神经可分为自主神经和周围神经。自主神经可调整内脏的功能和激素的分泌等；周围神经可进一步分为感知疼痛和温度等的感觉神经以及活动身体的运动神经。高血糖对所有神经都会产生影响。

周围神经（感觉神经、运动神经）可延伸到手脚的末端，四肢末端尤其是脚尖是最容易产生神经功能障碍的地方。脚尖麻木针刺般的疼痛、肌肉痉挛等症状就宣告着周围神经病变的开始。

如果周围神经的功能继续恶化，患者会出现膝部以下的腱反射减弱、疼痛和触觉等知觉的降低，肌肉力量也会降低，进而出现面部神经麻痹等症状。这些症状有以下几个特征：下身多于上身，夜晚睡眠时多于白天活动时，双脚同时出现麻木等。

神经纤维受损严重会加速知觉的下降。当出现脚被鞋磨破、脚上生了茧子等以及外伤时患者很晚才会发觉到，发觉后往往会因不觉得疼而不予治疗，这些外伤就会发展成脚部溃疡甚至导致糖尿病性坏疽。

糖尿病性神经病变有时也会表现为发热、站起时眩晕、腹泻、便秘、排尿和勃起障碍等

自主神经是支配心脏和肠胃等脏器以及血管功能的神经。这些神经因为高血糖而发生障碍后，人体对体温、汗液排泄、血压和其他生理功能的调节就会出现问题。具体可以表现为原因不明的发热、寒冷、站起来时眩晕、虽然气温和体温都没有上升却冒汗、明明热了却不冒汗等。

神经病变对消化系统的影响是导致胃肠功能恶化，继而会出现恶心、食欲不振、便秘和腹泻反复发作等。神经病变对泌尿系统的影响是会使患者经常没有尿意或排尿不畅。

要达到预防和治疗神经病变的目的，控制血糖是根本。有些时候只需控制住患者的血糖，早期的神经病变症状也会得到控制。

另外，为了防止出现脚部溃疡和坏疽等并发症，对双脚的认真呵护和

及时检查也是非常重要的（见图14）。

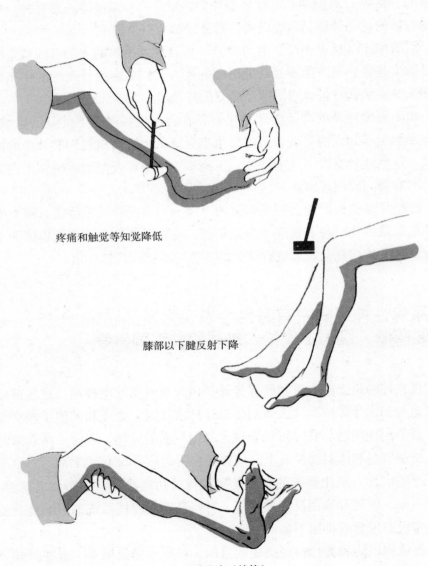

疼痛和触觉等知觉降低

膝部以下腱反射下降

肌肉痉挛（抽筋）

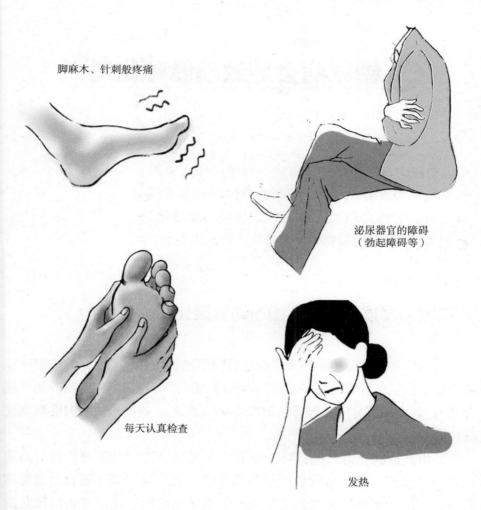

脚麻木、针刺般疼痛

泌尿器官的障碍
（勃起障碍等）

每天认真检查

发热

图14　糖尿病性神经病变的主要症状

→ 糖尿病会导致动脉硬化吗?

> 糖尿病视网膜病变、肾病、神经病变都是因高血糖而引发的并发症。而高血糖的危害并不局限于此,它还会侵蚀大血管从而加速动脉硬化,致使大血管出现障碍而引发危及生命的重大疾病。

高血糖容易损伤血管,加速动脉硬化

动脉硬化指的是胆固醇聚集在血管内壁的损伤处,造成血管内壁变窄或变脆,致使血管容易破裂。进入血管壁的胆固醇还会形成凸起(粥样硬化物),其中一部分凸起绽开后形成血块(血栓)。这些血块有时会堵塞血管内腔。

如果高血糖状态长期持续,血管中不断流动过剩的葡萄糖会对其造成多余的负担,这样血管内壁很容易受伤。而且葡萄糖还很容易使胆固醇在血管壁上附着下来形成硬化物,这就是高血糖容易加速动脉硬化的原因。

罹患冠心病、心肌梗死的危险度升高的过程中神经病变也在不知不觉间恶化

冠状动脉上发生动脉硬化后,血液不能充分流入心脏,便形成了冠心

病。冠状动脉被完全堵塞后，被堵塞区域的心肌细胞因得不到氧气和营养而坏死，这就是我们常说的心肌梗死。

与非糖尿病患者相比，糖尿病患者罹患冠状动脉疾患的概率要高出2~4倍。此外，由于糖尿病患者的血管内壁狭窄范围容易扩大，心肌梗死的复发率较高，也很容易引起心功能不全。

另外，我们都知道冠心病和心肌梗死都会出现剧烈的胸痛，但是患有糖尿病性神经病变的患者有时候连这种疼痛都感觉不到，很容易将其忽略而耽误医治。

实际上，糖尿病对患者最大的危害不在于其病本身，而在于其所引起的各种并发症，心脑血管动脉硬化便是其中较常见的并发症之一。

糖尿病患者造成的心血管并发症是非常常见的，其对于心脏血管的损伤也很复杂。就心脏而言，它容易引起冠心病，使患者出现心肌梗死。同时，糖尿病患者冠心病发生的年龄比同龄人要早，另外发生的部位也比较广泛，非糖尿病患者一般是前降支的损伤，而糖尿病患者可能是后室的、多支的、广泛的、早期的损伤。另外，在临床的表现中，一般患者心绞痛明显，而糖尿病患者由于感觉神经受到损伤，所以心绞痛不明显。糖尿病患者引起的冠心病是又重、又广泛、心绞痛症状又不明显。糖尿病患者一旦出现胸闷、心慌、乏力等不适症状，一定要及时就诊，以免耽误病情。

糖尿病患者要预防心血管并发症，必须把血糖控制好，定期的复查、随访，至少每年做一次全面的身体检查，尽量做到：早预防、早发现、早治疗。

脑梗死

高血糖状态加速动脉硬化后，供给脑细胞的氧气和营养就会中断。患者就会出现麻痹或意识障碍，这就是糖尿病所导致的脑梗死。最近，在脑卒中当中，因这种动脉硬化而引起的脑梗死现象也有增加。

粥样硬化血栓性脑梗死的发病率随着日趋欧美化的饮食生活而不断增加

脑梗死可根据不同的起因分为若干种，其中腔隙性梗死的发病率较高。该病主要是因为高血压造成脑内的细小血管堵塞而发病。由于采取了针对性的有效治疗措施，例如减少患者对盐的摄取、向患者普及其他应对高血压的有效对策等，这种类型的脑梗死发病率正在逐渐减少。与之相反的是，近年来的粥样硬化血栓性脑梗死和心源性脑栓塞的发病率有所增加。脑梗死患者大多属于这3种类型，且各自所占的比例大致相同。

粥样硬化血栓性脑梗死是由于过剩的脂肪和胆固醇等物质在脑血管内形成粥样硬化物，这些硬化物引起血块（血栓）堵塞血管，最终造成脑梗死。近年来以高脂肪和胆固醇摄入为特点的欧美型饮食习惯的普及，这种类型的脑梗死发病率也呈急剧增加的趋势。

高血糖容易形成血栓，这是罹患脑梗死的重要危险因素

另一种逐渐增多的脑梗死类型是心源性脑栓塞，这是由于在全身的血管及心脏中出现血栓，这些栓子随着血流堵塞脑血管而导致发病。心源性脑栓塞有2/3是由心房颤动引起的。房颤、脉率不齐引起的血栓随着血液由心脏向外流，散布于全身血管中。随着人口的老龄化，出现这种心律失

常的人增多了，心源性脑栓塞患者也随之增加。

这两种类型的脑梗死发病率近年来都呈增加的趋势，其发病的直接原因均是血栓在脑血管内出现栓塞。我们通过前文介绍了解到，高血糖会损伤血管，并且使胆固醇更容易从血管伤口处侵入并在血管壁内蓄积下来，而胆固醇的蓄积会形成血栓。因此糖尿病作为脑梗死的重大危险因素最近开始受到人们的广泛关注。

肢体瘫痪、认知障碍（痴呆）等症状是脑梗死的严重后遗症，我们需要对糖尿病采取彻底的应对措施来预防这些病症的发生。

足坏疽

坏疽是指组织坏死。糖尿病所引起的动脉硬化会使血管出现障碍，如果再有细菌感染或神经病变，患者就会有并发糖尿病性足坏疽的危险。

血行不畅会造成人体自愈力下降，还会使白细胞不能充分发挥作用

罹患糖尿病以后，组织损伤就不容易痊愈。高血糖状态加剧了动脉硬化，导致组织不能充分获取所必需的氧气和营养，这样人体与生俱来的创伤自愈能力也就不能充分发挥作用，创伤的痊愈就会需要更多的时间。

动脉硬化所造成的血液循环不畅同时也意味着血液中的白细胞——这种在人体免疫反应起关键作用的成分不能充分发挥作用。高血糖一方面使机体细胞功能变得迟钝，另一方面还为侵入人体的细菌提供高营养，使它们变得活跃。

此外，不容忽视的一点是神经病变会使人对创伤和烫伤等的感觉变得迟钝。患者对外伤的失察会使患部恶化，间接扩大从伤口侵入的细菌的感染范围。

平时就要多关注脚部，对创伤、足癣、茧子等也要多加注意

越是血液难以到达的地方，比如身体末端，越容易出现这些症状。也就是说脚尖是最容易出现这些症状的地方。糖尿病使得包括脚被鞋磨破、趾甲剪得贴肉在内的足部创伤、足癣、鸡眼、茧子、烫伤等变得难以痊愈，有时甚至还会恶化。这样在患部就容易出现溃疡，导致组织坏死而失去功能，甚至容易发展成坏疽。

要注意足部变化，足部保健也是非常重要的

如果感染进一步发展，细菌进入血液中，就可能会殃及全身。有时患者甚至不得不做出截肢的选择。

为了防止出现这些不良后果，要严格地控制住血糖。此外，还应该将下面所介绍的足部保健作为参考，注意足部变化，保持足部清洁，做到相关疾病的早发现、早治疗。

●不要光脚穿凉鞋，这样容易使脚受伤。

●洗脚时不要用太烫的水，也不要把脚泡涨了。

●穿舒适的鞋，以免磨破脚部。

●脚趾间、脚底也要洗干净，并保持干爽。

●养成定期检查脚部的习惯。

●不要把脚趾甲剪得过短，脚趾甲尽量剪得平一些，以免嵌入肉中。

●选择透气的棉袜，袜口不要过紧。

●用热水袋等取暖设施时，要避免烫伤（见图 15）。

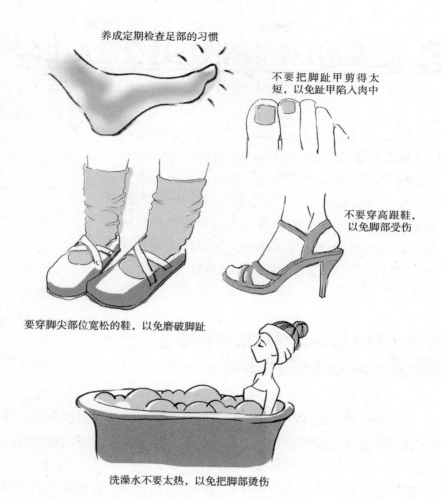

养成定期检查足部的习惯

不要把脚趾甲剪得太
短，以免趾甲陷入肉中

不要穿高跟鞋，
以免脚部受伤

要穿脚尖部位宽松的鞋，以免磨破脚趾

洗澡水不要太热，以免把脚部烫伤

图15　糖尿病患者的足部保健要点

高渗透压性非酮性昏迷会危及生命吗？

在此之前为大家介绍的均是糖尿病所引起的其他疾病的并发症，但糖尿病本身也会引起急性并发症——酮症酸中毒和高渗透压性非酮性昏迷。罹患这种急性并发症的多为不接受检查或即便接受了检查却对检查结果不重视，又不改变不良生活方式的患者，而这样的做法往往会危及生命。

血液中酮体增多，身体酸性化而导致昏迷，这就是酮症酸中毒

由于胰岛素不能产生作用或效果降低，高血糖状态慢性化后，身体不再将葡萄糖作为能量来源使用。而代替葡萄糖作为能量的是被分解的脂肪和蛋白质。

脂肪被分解时会产生一种叫做酮体的酸性物质，它在体内的含量增加后血液会呈酸性，而且会造成意识障碍而导致昏迷。我们将其称作酮症酸中毒性昏迷。

由于脂肪和蛋白质的分解，肌肉变得瘦弱，患者体重会急剧减轻（数日内可减少几千克），同时会出现疲倦感，甚至会出现强烈的脱水（多尿、口渴、多饮），恶心，呕吐，腹痛等症状，而后引起以大口地呼吸为特征的意识障碍。

这种类型的昏迷多出现于 1 型糖尿病患者或者是那些对糖尿病的控制

不理想、忘了注射胰岛素、不遵守饮食限制的规定而暴饮暴食的人身上。当患者出现这种症状时，如果不采取恰当的应对措施就会有生命危险。

强烈的压力和极端的糖分摄取还会造成高渗性非酮症昏迷

很多高龄者常出现高渗性非酮性昏迷，它是由急剧的高血糖和脱水状态引起的。但是外科手术等强烈的压力或连续进行高能量的输液都会成为这种急性并发症的导火索。很多高龄患者会有即便是持续多尿也感觉不到口渴的状况发生，这种状态下患者很容易脱水，当患者并发糖尿病性肾病和脑血管障碍时这一点尤其要注意（见图16）。

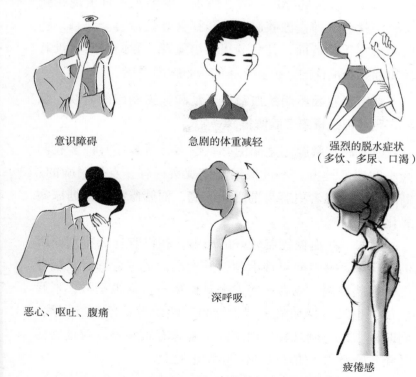

意识障碍　　急剧的体重减轻　　强烈的脱水症状（多饮、多尿、口渴）

恶心、呕吐、腹痛　　深呼吸　　疲倦感

图16　高血糖高渗透压非酮性昏迷的主要症状

小贴士：

糖尿病与胰腺癌有关系吗？

胰腺癌容易转移，其癌细胞容易渗出，而且，很难被发现

胰腺癌是最难做到早发现、早治疗的癌症之一。胰腺能够产生控制血糖不可或缺的激素——胰岛素，并将其输送至血液中，它与糖尿病密切相关。此外，胰腺还能生成淀粉酶和胰蛋白酶等消化酶并将其分泌到十二指肠当中。所以，胰腺是身体中唯一能够既产生激素又分泌消化酶的脏器，它对于人体来说非常重要。

另外，胰脏的厚度仅有 2 厘米，癌细胞一旦出现在胰脏中，就会立即侵蚀胰脏，并转移至其他器官。而且，胰脏隐藏在胃的后面，其病变很难被发现，我们对其也没有像胃和大肠那样的一整套完备的检查诊断系统。

当出现原因不明的血糖值紊乱和体重剧减的时候，就要怀疑是否是罹患了胰腺癌

糖尿病和胰腺癌之间的联系很多，至今还有许多我们尚不明白的地方。不过根据临床观察，有一点是明确的：糖尿病会使患者更容易罹患胰腺癌，而胰腺癌会使糖尿病恶化。

例如一些血糖控制较好的患者，在没有什么特别原因的情况下，突然间出现血糖值的紊乱，通过检查后发现自己罹患胰腺癌。或者一些人平日血糖一直都很正常，家族成员中也没有糖尿病患者，结果突然间被诊断为糖尿病，同时体重也急剧减轻，而实际上是患有胰腺癌，而且癌症已经开始恶化。像这样的例子都出现过。

　　原因不明的血糖紊乱和体重减轻是很危险的信号，请各位读者一定不要忽视这两个信号，当这两个信号出现时，心中也要想到罹患胰腺癌的可能（见图 17）。

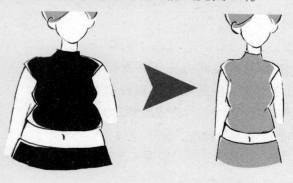

糖尿病　　　　　　　　　　　糖尿病 + 胰腺癌

图17　得了糖尿病以后，有时会同时患有胰腺癌

➡ 高血糖会并发代谢综合征吗？

内脏型的肥胖容易并发高血压、高血糖和高血脂等疾病，即使这些并发的病症都很轻微，但是如果累积在一块儿也会对生命造成威胁。此外，判断内脏型肥胖是以腰围为标准，而不是体重。

在内脏型肥胖的基础上并发的多种综合征（即代谢综合征）会造成动脉硬化

代谢综合征的诊断标准

内脏型肥胖（男性腰围 >90 厘米，女性腰围 >80 厘米）结合下述 4 项中任意 2 项，即可诊断为代谢综合征。

①**高甘油三酯（TG）：**甘油三酯 >1.7 毫摩尔 / 升或接受相应的调脂治疗。

②**高密度脂蛋白 – 胆固醇（HDL–C）不足：**男性 <1.03 毫摩尔 / 升，女性 <1.29 毫摩尔 / 升或接受相应的调脂治疗。

③**高血压（BP）：**血压高于 130/85 毫米汞柱或已确诊为高血压并治疗。

④**高空腹血糖（FPG）：**空腹血糖在 5.6 毫摩尔 / 升以上或已经确诊为糖尿病并接受治疗者。

关于高血糖会引起并加剧动脉硬化的原因，前文有所阐述，除了高血糖之外，肥胖、高血脂、高血压都是造成动脉硬化的危险因素。

而且，大多数情况下这些危险因素都是以合并的形式出现，它们产生的根源就是内脏型肥胖，所以我们应该对这种类型的肥胖加以重视。代谢综合征就是肥胖的同时再结合高血压、高血糖和高血脂中 2 项以上的危险因素。

被确诊为糖尿病的患者，罹患代谢综合征的危险性更大。

如果患有高血糖，对肥胖和高血压、高血脂也要特别注意

糖尿病患者如果在肥胖、高血压和高血脂 3 项中符合有 1 项，其罹患心肌梗死的概率就要比正常人高出大约 10 倍，而符合 2 项以上的时候，心肌梗死的发病率则要高出正常人 31 倍。

也就是说糖尿病患者在血糖稍高的情况下就要开始注意肥胖、高血压、高血脂这些危险因素。

丹麦 Steno 糖尿病中心的 Steno-2 研究提示我们：糖尿病的早期多重危险因素综合干预至关重要。综合防治糖尿病患者所并存的多重危险因素有助于显著降低其心血管死亡率及全因死亡率，改善患者预后。特别是患者出现微量白蛋白尿时更应在其早期阶段进行及时有效的综合干预，包括应用他汀类药物、抗血小板药物以及血管紧张素系统抑制剂治疗。

Steno-2 研究 5 年前公布的该研究的最初结果表明，针对 2 型糖尿病患者多重危险因素的强化治疗（同时调脂、降压、降糖及抗血小板）可使心血管及微血管事件下降约 50%。平均 13.3 年的随访结束后，其结果更是令人震惊：经过约 13 年的随访后，其主要终点事件（全因死亡率）的绝对风险下降 20%，心血管性死亡的绝对风险下降 13.0%。研究中接受了近 8 年强化治疗的高危 2 型糖尿病患者均显示出这些风险的下降。

此外，Steno-2 试验的研究者指出，在全部随访过程中，最初接受常规治疗的患者死亡率为 50%，提示这些患者的预后不良，除非早期加强干预，否则其与某些癌症的预后相当。由此可见糖尿病的早期多重危险因素综合干预至关重要。

该怎样预防并发症？血糖控制的标准是什么？

> 为了预防视网膜病变、肾病和神经病变等细小血管的并发症，医生制定了血糖控制程度的标准。血糖稍高的患者都应该对此标准有所了解。

糖化血红蛋白要控制在 6.5% 以下

糖化血红蛋白能够反映过去 2~3 个月血糖控制的平均水平，它不受偶尔一次血糖升高或降低的影响，因此对糖化血红蛋白进行测定，可以比较全面地了解过去一段时间的血糖控制水平。世界权威机构对于糖化血红蛋白有着明确的控制指标，ADA（美国糖尿病学会）建议糖化血红蛋白控制在 <7%，IDF（国际糖尿病联盟）建议糖化血红蛋白控制标准为 <6.5%，目前我国将糖尿病患者糖化血红蛋白的控制标准定为 6.5% 以下。

糖化血红蛋白与血糖的控制情况如下：

4%~6%：血糖控制正常。

6%~7%：血糖控制比较理想。

7%~8%：血糖控制一般。

8%~9%：血糖控制不理想，需加强血糖控制，多注意饮食结构及运动，并在医生的指导下调整治疗方案。

>9%：血糖控制很差，是慢性并发症发生、发展的危险因素，可能引发糖尿病性肾病、动脉硬化、白内障等并发症，并有可能出现酮症酸中毒等急性并发症。

为了预防大血管的并发症，需要对腰围进行控制

那些糖化血红蛋白控制不好的人，视网膜病变等微血管并发症的发病和恶化的危险性非常高。国内外的研究数据显示，糖化血红蛋白超过 8.0%，餐后 2 小时血糖高于 12.2 毫摩尔 / 升的话，患者所合并的并发症明显增多。

除了小血管外，为了防止出现心肌梗死等大血管并发症，要控制内脏型肥胖：男性腰围 <90 厘米，女性腰围 <80 厘米。

为了预防并发症，对血压和血脂的控制程度也有严格的设定，总之，全身总控制对于控制血糖很重要。

减重与糖尿病的治疗

值得注意的是，有效的减肥可以预防糖尿病的发生或是明显减轻糖尿病患者的病情。

如何有效减重呢？首先是改变生活方式，进行健康饮食。尽量减少食物中脂质和胆固醇的摄入，烹调食物以蒸、炖、凉拌等方式为主，不要油煎或油炸，因为那将使食物吸入大量的油脂。对于那些高热量，低营养的食物，如甜点、炸薯条等则更要敬而远之。同时不要忘记摄取足量的蛋白质，豆制品、瘦肉、鱼及无皮的家禽肉则是蛋白质的优质来源。另外提醒您注意，进食不要太快，应细嚼慢咽，一旦有饱的感觉立即停止进食，以免摄食过多；然后是加强体育锻炼。为自己制定一个体育锻炼计划，肥胖者不必参加剧烈运动，低到中等强度足矣。不要强迫自己去进行那些枯燥无味、不感兴趣的运动（如长跑），选择那些有趣味性的活动，如游泳、跳健美操、打乒乓球，哪怕是与家人散散步，只要持续一定时间同样可以达到减重的目的。不管怎样，体育运动贵在坚持，切不可三分钟热度。

体重得到控制后，胰岛素抵抗会有所减轻，同时对于高血脂、高血压等情况也会明显改善，有效降低了糖尿病患者并发症的发病率。

小贴士：

你知道控制血糖的同时应控制尿酸吗？

导致高尿酸的生活方式也会导致高血糖

代谢综合征中，内脏型肥胖、高血压、高血糖和高血脂容易一起发病，这不仅会危及生命，还会使得体内尿酸值增高。

高尿酸血症会引起大脚趾根部剧烈的疼痛，这就是我们所说的痛风。痛风除了剧痛发作还会伴有患部的炎症、关节损伤、痛风结石等异常，幸运的是，这些异常都能够通过正确使用药物来控制。

需要我们注意的是痛风导致的身体内部的病变。那些能够引起高尿酸血症的生活方式容易直接导致代谢综合征。所以高血糖和高尿酸往往会出现在同一个患者身上，在治疗时也应该将两者联系起来。

如果能控制内脏型肥胖，改善导致高血糖的不良生活方式，那么也会对体内的尿酸起到抑制的作用。在进行血糖控制的时候千万不要忘了控制尿酸。尿酸值男性超过420μmol/L，女性超过360μmol/L时就是高尿酸血症，所以务必要使尿酸不要超过这些数值。

第4章

如何靠自己来改善糖尿病

确定自己患有糖尿病之后，就应该对自己的饮食习惯、运动习惯进行改善。在合适的生活方式干预下，即便不能将血糖值恢复到原来健康时的水平，也能够对血糖有一定水平的控制。

→ 如何打造胰岛素敏感的体质?

有人说,"对于糖尿病来讲,患者才是真正的主治医师。"这并不是单纯用于鼓励患者的口号。如果患者本人不改变不良的生活方式,那么无论使用多好的药物,都不会有令人满意的效果。相反,很多情况下,糖尿病患者都能够通过适当的饮食和运动调节,过上与健康人一样的生活。病情的改善与恶化都与患者本人的生活方式紧密相关。从这个角度上来看,患者本人就是治愈这些疾病的主治医生。

通过改善生活方式来减轻胰岛的负担

怎样才能改善高血糖状态呢? 答案就是通过提高胰岛的功能来控制血糖值。换而言之,就是要使胰岛正常发挥作用。

让不正常的胰岛重新发挥作用,这听上去似乎不太容易,而事实恰恰相反,只要注意饮食和运动,胰岛的功能就能得到很好的恢复。

饮食过量和运动不足等会引起血液中葡萄糖过剩(高血糖),会给全身带来包括三大并发症在内的危害。在这些并发症或危害出现之前,保持恰当的饮食和运动量,就能够减轻胰岛素乃至胰岛的负担。

改善生活方式并不是让失去分泌能力的部分胰岛复活,而是通过促进正常胰岛的活力,来抑制血糖值的异常上升。这是临床上确实可行的办法。

不要有了改善的效果就高枕无忧

　　只要能够重新审视和改善自己不良的饮食和运动等生活方式，曾经长期持续高血糖状态的人也能够获得令人满意的效果，那些口渴、多尿或者由于神经病变而引起脚尖有刺痛感等自觉症状也能够得到缓解。那些没有特别症状的人也会焕发活力。关键在于患者的坚持。

改善生活方式，不在于时间的早晚，而在于努力坚持

　　如果在没有任何并发症，只是在体检中被检出血糖稍高的阶段就开始改善自己不良的生活方式，就很容易把血糖控制下来。高血糖大多会在无症状的状态下发展恶化，所以，如果在没有并发症的阶段就能够发现异常，当然是最好不过的了。

　　即便已经出现了并发症，患者也能通过改善饮食和运动等生活方式来阻止胰岛功能的继续恶化（见图 18）。所以重新审视和改善生活方式不存在过晚的问题。

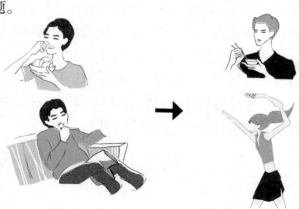

图18　通过改变生活方式来改善胰岛素的效果

➡ 从关注每天的体重变化开始减肥可以吗?

大多数情况下，糖尿病患者都伴有肥胖，如果能够消除肥胖，高血压和高脂血症等生活方式疾病也能够得到改善。除注意饮食外，养成运动的习惯也是解决肥胖问题的一个重要对策，所以，请各位患者从饮食和运动开始好好努力吧!

解决肥胖的问题就要时刻关注体重的问题

解决肥胖问题首先是养成测量体重的习惯，这其实只需站在体重测量仪上即可，而人们往往会下意识地觉得麻烦，从心理上就排斥测量体重，而且越是胖越害怕测量体重。

但是，想要解决肥胖的问题，首先要关注体重。养成习惯，洗完澡就去测体重，使测量体重成为一种条件反射。同时在测量时尽量少穿一些衣物，这样能够获得更准确的测量值，但要视实际情况而定，关键是要在身体状态相近的情况下坚持每天测量体重。除了洗浴后之外，早饭前或就寝前也可以测测体重，要尽量使每天测量的时间和服装保持一致。而且不仅局限于当天的体重，还要检查每天的体重变化。

用曲线表的形式记录体重的变化，以此来获知其与生活方式的关系

通过曲线表的方式记录每天所测的体重，变化一目了然。以饮食为重点，将当天所发生的比较特别的事情记录下来，就可以体现出自己的生活方式与体重变化之间的关系。

"原打算控制食量，结果体重也没下来，是不是在饮食方面出现了问题？""本来体重已经下来了，又出现了反弹，是不是因为最近应酬过多？"等，这样进行体重变化的记录有助于解决问题。但是如果出现不仅消除了肥胖，甚至体重急剧下降这种情况，则有可能是糖尿病恶化了。所以通过每天的体重记录，是可以做到早发现、早治疗的（见图 19）。

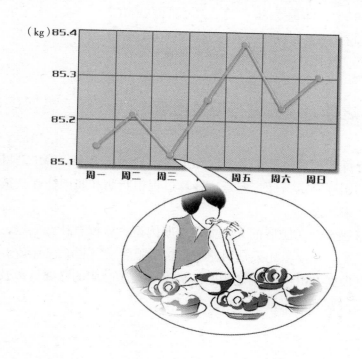

图19　要坚持记录每天的体重测量

→ 如何利用体重指数检查肥胖度？

要消除肥胖，首先要正确地了解自己的肥胖程度。如果只是拿体重来衡量肥胖，不仅不益于改善血糖，甚至会适得其反。因此，希望大家能够灵活运用体重指数 BMI 来对自己的身体状况进行判断。BMI 的计算方法：体重（单位是千克）除以身高的平方（身高的单位是米）。如果一个男士身高是 1.80 米，体重是 80 千克，那么他的 BMI 就是 80 千克除以 1.8 米的平方等于 24.7。

除了 BMI 之外，还需进行相关检查

如果坚持每天测量体重，即可以知道自己最新的 BMI。BMI 是目前使用最为普遍的肥胖判定指标，但是，计算过程中脂肪和肌肉往往会被同样视为"体重"来处理。

利用 BMI 被判定为肥胖的人，如果是肌肉型，就没有什么问题，无需进行特别的减肥。相反，如果是明显的脂肪型肥胖，减肥就很有必要了。

因此，只根据 BMI 难以判定肥胖的类型，关于减肥的必要性以及减肥的方法，还是需要和医生进行咨询。

BMI 的理想指数是 22，但是过低也是很危险的

　　BMI 过轻：低于 18.5，正常：18.5 ~ 24.99，适中：20 ~ 25，过重：25 ~ 28，肥胖：28 ~ 32，非常肥胖：高于 32。专家指出最理想的体重指数是 22。通常，BMI=22 的体重是人的理想体重，即标准体重。将 BMI 与罹患的疾病和死亡率相比较时，我们会发现：BMI=22 时，患病率与死亡率最低。BMI>22 的危害就不用说了，值得一提的是，因 BMI 过低而造成健康损害的危险度也很高。

体脂率会因水分多少而发生变化，其的测定要在体脂肪率较稳定的时间段进行

　　体脂率是测定脂肪型肥胖的标准。最近市场上有很多商家出售家庭使用的体脂率测量仪，利用它可获得近期的检查值。

　　体脂率测量仪利用脂肪比水更易于导电的性质，使较弱的电流通过身体，电流通过得越顺畅，体脂率越高，并将结果用数值表现出来。

　　男性正常体脂率在 10% ~ 20% 之间，女性在 17% ~ 30% 之间。此为成年男女的标准值，女性超过 50 岁，男性超过 55 岁，每超过 5 岁，体脂百分比标准值可上调 2% ~ 3%。

　　由于体脂率测量仪的不同，多少会存在一些误差，这点希望大家能够理解。另外，当人体因排汗而出现脱水状态时，由于体内水分较少，可能会测量出较高的数值。相反，当饮用大量的水而造成体内水分过多时，体脂率的数值会变低。

　　傍晚到晚间这一时间段体脂率比较稳定，适合进行测量。通过将测量结果同体重的变化联系起来，可以检查体脂率的变化。

→ 内脏脂肪具有什么样的性质?

脂肪蓄积于不同的部位对健康的影响不同。用手指可抓捏起来的皮下脂肪对身体的影响不大，而那些蓄积在内部、不能从外面抓捏起来的内脏脂肪是造成高血糖等生活方式疾病的元凶。

内脏周边的脂肪细胞会分泌一种可提高血糖的物质

因为饮食过多和运动不足而引起的葡萄糖过剩，在肝脏的作用下会变成糖原（贮藏用葡萄糖）和甘油三酯（贮藏用脂肪），其中甘油三酯会在肝脏和脂肪细胞中蓄积下来。

运动不足甘油三酯就不能充分消耗，而饮食过量只会使其进一步增多。这样脂肪很容易在内脏周边的脂肪细胞中蓄积下来，这就是内脏型肥胖。如果甘油三酯持续蓄积，脂肪细胞就会分泌若干种生理物质（脂肪细胞因子），它会成为导致血糖上升等各种生活方式疾病的导火索。

皮下脂肪是否会分泌出信息传递物质目前尚未得到确认，但是可以明确的是，只要是肥胖就一定会增加胰岛的负担，容易导致高血糖。

内脏型肥胖是苹果形肥胖，皮下型肥胖是梨形肥胖

从外表上看来，内脏型肥胖是以腹部为中心的上半身较胖，因此又叫

做上半身肥胖或苹果形肥胖，多见于男性和绝经后的女性。而皮下型肥胖在外观上为腹部以下到下半身的肥胖，因此又叫做下半身肥胖或梨形肥胖，多见于年轻的女性（见图 20）。

内脏型肥胖的判断标准：男性腰围上限 为 90 厘米，女性腰围上限为 80 厘米

如果男性腰围超过 90 厘米，女性腰围超过 80 厘米，就可判定为疑似内脏型肥胖。

如果马虎大意，内脏脂肪很快就会蓄积下来。但是，它比皮下脂肪更容易燃烧，有氧运动特别是步行运动对消除内脏脂肪是很有效的。另一方面，皮下脂肪虽然不容易出现蓄积，但一旦蓄积下来便很难消除。基于这些特征，人们往往会把皮下脂肪比喻成"定期存款"，把内脏脂肪比喻成"活期存款"。

在 BMI 和体脂率等检查中，即便不是肥胖，有时也会出现内脏脂肪蓄积的情况，因此要时刻关注您的腰围。

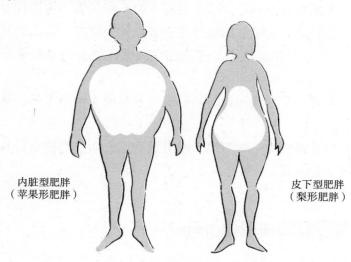

内脏型肥胖
（苹果形肥胖）

皮下型肥胖
（梨形肥胖）

图20   肥胖标准

➡ 你的饮食习惯正确吗？

所谓的饮食减量并不是单纯的"不吃"，尤其是糖尿病患者，原本就不能充分利用葡萄糖，如果再"不吃"，不仅会给日常生活带来障碍，还可导致糖尿病恶化。那些必须进行减量的人，首先要弄清自己饮食习惯中切实存在的问题，再决定减量的方法。

异常的饮食方式如绝食会增加胰岛的负担

有人认为减量就是不吃，结果很多人会不吃早饭，将饮食变为一日两餐。这样，假如前一天晚上的晚餐是在 8 点钟完成的，那么到第二天午饭就已经有 16 个小时未进食了，强烈的空腹感往往会造成暴饮暴食或进食过快。

这些异常的进餐方式和长时间空腹更容易使血糖值上升，从而增加胰岛的负担。

如果不吃早餐成为一种习惯，晚上就会饿，而夜间进食后身体又不活动，血糖值又会上升。

少食多餐可缓解血糖值上升

只要能遵守一天的总摄取能量，增多进餐的次数有时也会有助于血糖值的稳定。例如，一日四餐，减少每餐的进食量，这样不仅能够减少每次进餐后所必需的胰岛素的分泌量，而且还能够避免出现强烈的空腹感，这样可有效地缓解血糖值上升。

少食多餐可缓解血糖值上升

　　减量的根本要一日三餐有规律地进餐，要以少吃（吃八分饱）为前提，保持能量的摄取与消耗相适应；不偏食，均衡地摄取营养。要以这些为原则，改变那些可带来肥胖的进餐方式。

　　减量并不是"不吃"，而是要通过"健康地吃"来达到控制血糖的目的。这些不仅仅是针对糖尿病患者，对健康人的健康也很重要。之所以有人会说，糖尿病的饮食是健康的饮食，也是全家人都可以食用的营养均衡的饮食，就是基于以上的原因。如果在限制能量摄入的过程中馋的时候，可尝试采用下述的吃法。

　　●选择肉类食品时，在能量相同的情况下，要选择体积大的，如瘦肉、鸡胸脯肉就比肥肉要好。

　　●吃肉和鱼时最好带骨头，这样在吃的时候要剔除骨头，就会增加饱腹感。

　　●多做几种菜，这样，在用筷子去夹各种菜品时也会产生饱腹感。

　　●细嚼慢咽，同样会增加饱腹感。

　　●吃饭之前先喝汤，也会增加饱腹感。

　　●选择低能量的食材，降低碳水化合物的摄入。

小贴士：

GI 是什么？

摄取可使葡萄糖被缓慢吸收的低 GI 食物

我们时常会提到 GI（Glycemic Index，生血指数）这个词语。它们到底是什么？让我们来认识一下吧！

GI 是指吃下食物后，血糖升高相对于吃进葡萄糖时的比例。GI 越高，糖分消化吸收的速度就越快。通常 GI 低于 55 的被称为低 GI 食品。一般 GI 值在 40 以下的食物是糖尿病患者可安心食用的食物。常食用高 GI 的食物，在短时间内会使血糖升高，胰岛素唤起身体机能，将吃进体内的能量转化为脂肪。而低 GI 食物的消化吸收作用会相对较慢，让血糖值维持在比较稳定的状态，所以能带来更长时间的饱腹感。当血液里没有多余糖分残留，人就不容易发胖。黄豆的 GI 值为 20，是健康营养的低 GI 食材。

要始终食用种类丰富的食物，不能只依赖低 GI 食物

选择低 GI 食物时，并不只是单纯地选择低 GI 食物，要从谷类、蔬菜、水果等同类食物中选择 GI 比较低的食物，而不是减少食物的种类。如果从一天所食用的量上来考虑的话，将它们作为主食比副食效果更好。例如，与大米相比，小麦是 GI 值较低的食物。实际上，也有将小麦用于治疗糖尿病的事例。

另一方面，由于人们时刻关注血糖值的上升，所以只把含糖质的食物列为限制食用的对象或过分依赖于低 GI 食物，这样就容易导致营养不均衡，我们必须要将 GI 值低的食物与其他食物搭配食用，这样才能获得预期的效果。另外，同样是低 GI 的食物，有的食物能量较高，有的食物虽然 GI 高但含有对健康有利的成分，因此，只凭 GI 是很难区分食物的好坏的。

➡ 怎样控制能量的过量摄取？

为了充分利用有限的胰岛素，就要尽量避免摄取过多的葡萄糖，也就是说，首先要避免能量摄取过多。但是，能量摄取太少同样也会为胰岛素增添负担，因此明确最适合自己的每天摄取的能量是多少非常重要。

通过日常的活动强度来衡量人体所需的合适能量

一天的必需能量取决于体重及身体活动的量和质（强度）。利用 BMI 来得出自己的标准体重，然后乘以每千克标准体重所需的能量，这样便可计算出自己每天所需的适当能量。

在医院所实行的饮食疗法中，会考虑实际的体重和高血糖的进展状况等因素，再经过细致的调整后计算出每天所需的合适能量。因此，我们始终要将自己计算出的合适能量作为一个参考的标准来灵活运用。另外，利用这种计算方法，身高较矮的人有时会得出过低的能量数值，因此，通常将男性为 5861 千焦（1400 千卡），女性为 5024 千焦（1200 千卡）作为最低标准（见表 2）。

表2　成人每日能量供给量（千焦／千克理想体重）

体重	卧床	轻体力活动	中体力活动	重体力活动
消瘦	84 ~ 105	147	167	167 ~ 188
正常	63 ~ 84	126	147	167
肥胖	63	84 ~ 105	126	147

通过控制脂质和甜度的摄入来抑制摄取过多能量

知道了自己每天所需的合适能量，要以其为标准来抑制能量的过度摄取。参考一些指南类的书籍，注意每日食谱的能量，在外进餐时也要注意它们的能量标示。在三大营养素的分配中，碳水化合物（糖质）是葡萄糖之本，为确保身体活动所必需的最低限度的能量，要注意不要过分减少主食，点心和甜品要尽量控制摄入。在控制能量过多摄取的同时也要注意补充人体所必需的蛋白质，以免出现营养不良。除了摄取一些肉（瘦肉或鸡胸脯肉）和鱼外，尽量少摄取能带来高能量的脂质。由于烹调的油中也含有脂质，所以在烹饪时切勿放入过多的油。

如果不小心摄入过多能量，应如何应对？

正常情况下，我们应该养成合理进餐的好习惯，例如：三餐定时，餐前 1 小时忌食零食；三餐种类丰富多样，摄取均衡营养；三餐营养的摄取比例合理；用餐当中不要喝汤或饮料等。

其中合理分配三餐的摄取比例至关重要。很多人不吃早餐，实际上早餐十分重要，因为早餐是承接昨天晚餐后的第 1 餐，所以饮食摄取比例不应该只是随便应付而已，原则上，三餐的份量比重应该是差不多的，其分布比例应该是：早餐占全天摄取总热量的 25% ~ 30%；午餐占全天摄取总热量的 30% ~ 35%；晚餐占全天摄取总热量的 25% ~ 30%。

如果在一些特殊情况下，您的早餐、午餐不可避免地摄入了过多的能量，就要尽量在晚餐时有所挽回，尽量少摄取一些能量，适当增加饭后运动量；一旦您在晚餐摄入过多能量，是否就毫无办法了呢？当然不是，晚餐后可能不适合做过多的运动以免影响夜间的睡眠，但此时，您可以通过适当加大胰岛素或口服药的剂量来改善餐后高血糖，同时可以避免第 2 天的空腹高血糖。

你能通过烹调方式控制能量的摄取吗?

在控制能量的摄入时,最难处理的便是肉类。肉类不仅含有较多的脂质,而且还含有很多作为肌肉和细胞之源的蛋白质,所以如果完全不吃肉类,在健康方面也会出现问题。

灵活食用腿肉、里脊肉、鸡胸脯肉,对肥肉和加工食品要有所控制

为了保证摄入适量的能量,在食用原料的选择阶段就要开始认真地检查。例如,要尽量控制猪的五花肉、牛腰肉等肥肉较多的肉类以及腊肉和火腿等含胆固醇较高的肉类加工食品的摄入。最好多选择脂肪成分较少的瘦肉部分,如果是猪肉或牛肉,就选用腿肉和里脊肉等,鸡肉选择鸡胸脯肉等,而且要在量上加以控制。

与猪肉和牛肉相比,鸡肉的肥肉较少,蛋白质含量较多。不过,带皮的鸡肉含油脂较多,所以在烹调前要将鸡皮去掉,猪肉和牛肉的肥肉更应该在烹调前予以剔除。

利用"蒸"、"汆"、"铁网烧烤"等方式来除掉油脂

选择好了食用原料以后,在烹调阶段也要想办法控制能量的过多

摄取。基本的原则是灵活运用"蒸"、"汆"的烹调方式,不要"炸"、"炒"。

烧烤时,尽量用铁网来过滤掉油脂;因为煮和蒸都可以将油脂去掉,所以也可以将肉类尽可能做成炖菜食用。

此外,可尝试使用一些肉的替代品,例如豆制品来代替肉食。

不仅仅局限于肉类,如果蔬菜烹饪过于浓郁,会使主食(米饭等)的食用量增多,亦容易造成能量摄取过多。最后,还要注意对盐的控制,做出的菜肴要清淡一些,尽量享受食物的原味(见图 21)。

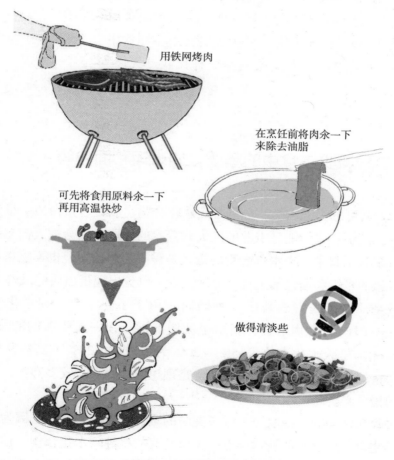

用铁网烤肉

在烹饪前将肉汆一下来除去油脂

可先将食用原料汆一下再用高温快炒

做得清淡些

图21 在烹调上做文章来控制热量的示例

➡ 营养均衡的饮食是什么样的？

> 提起糖尿病患者的饮食生活，人们往往会因满是限制而兴味索然。虽然限制确实有很多，但我们为了过上同健康人一样的生活，在控制食用量的同时调整营养平衡，尽量多地食用多种食用原料。换个角度来看，反倒是一种比较"奢侈"的饮食生活。

不要过分减少主食中的糖质，如米饭和面包等

营养素可分为五大类，分别是碳水化合物、脂质、蛋白质、维生素和矿物质。其中，成为能量来源的三大营养素的摄取方式会被人们与能量的摄取过多联系起来，碳水化合物的摄入是需要控制的，但也不能将含有碳水化合物的米饭和面包等主食过分地减少，以免出现蛋白质的摄取不足。

但是，最近人们表现出一种倾向：由于不吃主食，碳水化合物是减少了，但肉类食物增多，脂质也就增加了。在一天所需的能量当中，50%～60%是碳水化合物，15%～20%为蛋白质，20%～25%从脂质中摄取，按这样的比例分配摄取能量才是理想的。如果吃较多肉类，一天中脂质的摄取必会超出30%。

在碳水化合物的摄取当中应该提防的重点是点心和甜品，因为米饭和面包等主食中所含有的淀粉与点心类所含有的单纯碳水化合物（砂糖、蔗糖、果糖等）相比，血糖值的上升是相对平缓的，而且米饭和面包等主食

中除了碳水化合物还含有各种营养素，因此没有必要对主食进行过分的控制。

增加鱼类食物，减少肉类食物

在减少食用肉类食品的同时，为了确保必需的脂质，要充分摄取鱼类的脂质。肉类的脂质被称作饱和脂肪酸，会成为动脉硬化的导火索；鱼类的脂质被称作是不饱和脂肪酸，与肉类脂质相反，具有预防动脉硬化的功能。

每顿饭都要食用充足的蔬菜，不可用果汁来替代水果

在五大营养素中，如果不是有意识地进行摄取，维生素和矿物质往往会出现不足。尤其是那些吃肉较多的人很少吃蔬菜。每顿饭都应该从菜单中检查蔬菜的含量，蔬菜含量充足才算合格，如果不够就需要再加一道蔬菜。

水果含糖分较多，所以注意不要吃太多，但是为了确保维生素和矿物质的摄取量，每天都要适当吃些水果，达到标准即可。不过，饮用果汁会使血糖值急剧上升，千万不可用果汁来替代水果。

小贴士：

膳食纤维能抑制血糖上升吗？

膳食纤维有助于改善因限制能量而带来的空腹感

膳食纤维能够成为糖尿病患者之友。因为膳食纤维几乎是没有能量，非常难得。尤其富含膳食纤维而能量较少的海藻、蘑菇、魔芋类食物，既可以产生饱腹感又可以缓解因抑制高能量食品的摄取而带来的饥饿感。

膳食纤维因为其在胃肠内类似于不能被消化的丝光棉线，长期以来都被人们认为是作为粪便排出去的物质。

但是，这种不被吸收、作为粪便排泄出去的物质，在维持健康方面却起着非常重要的作用，因此被人们视作第六大营养素。

膳食纤维能减缓消化吸收的速度，防止餐后血糖值的急剧上升

如果食物中含有较多的膳食纤维，那么在胃中消化就需要一定的时间，营养成分在肠内的吸收也会放缓。因此，与膳食纤维一起进入胃肠的葡萄糖的吸收速度也会放慢，餐后血糖值的升高便会得到控制。

另外，膳食纤维分水溶性和脂溶性两种。如果摄取到水溶性膳食纤维，胆汁酸的排泄量就会增加。胆汁酸是在肝脏内以胆固醇为原料生成的物质，因此，如果胆汁酸的排泄量增多，就意味着胆固醇会减少，这样有助于预防动脉硬化。

柿饼、杏、白萝卜干等食物中含有较多的水溶性膳食纤维。

不过，那些胃肠功能较弱的人，如果大量食用膳食纤

维，有时候会出现消化不良，食用时应该采用逐渐增加的方法来使身体慢慢适应。

➡ 如果妊娠期血糖异常该如何自我改善?

在妊娠期出现血糖异常,大多无明显症状,极易被忽视。因此在孕期要定期检查血糖,特别是 24 周以后,尽可能避免血糖异常对孕妇和胎儿产生不良影响。

孕妇血糖正常值

空腹时:一般人正常值保持在 3.9～6.1 毫摩尔 / 升范围;孕妇空腹时不超过 5.1 毫摩尔 / 升。

餐后 1 小时:餐后 1 小时血糖值一般用于检测孕妇糖尿病,权威数据表明,孕妇餐后 1 小时血糖的正常水平不得超过 10.0 毫摩尔 / 升。

餐后 2 小时:一般人规定餐后 2 小时血糖值不得超过 11.1 毫摩尔 / 升;孕妇餐后 2 小时正常血糖值规定不得超过 8.5 毫摩尔 / 升。

孕期血糖高的原因

原因一:激素阻碍胰岛素分泌。孕妇会分泌一些激素,阻碍胰岛素的分泌,造成孕期血糖值偏高,危害胎儿的健康。

原因二:饮食结构不合理,病从口入。孕期高糖、高脂食品的摄入等不合理的饮食结构也会造成孕期血糖值偏高。

原因三：体重超标。肥胖孕妇得糖尿病的概率比正常体重的孕妇明显增加。

原因四：有糖尿病家族遗传史。有家族遗传史的孕妇可能携带着诱发糖尿病的基因，饮食稍不注意就有可能诱发糖尿病哦。

原因五：孕龄大。年龄超过 30 岁的孕妇身体功能如自身免疫力降低等因素，在孕期更容易诱发一些并发症。

孕期血糖高应如何调节？

饮食与运动相结合，必要时要配合使用胰岛素降糖。饮食治疗是妊娠期高血糖最主要、最基本的治疗方法，大部分的患者只需要进行单纯的自我饮食治疗就能使血糖得到良好的控制。

控制饮食，控制总热量的摄入：孕妇一旦查出血糖超标之后，要在医生的建议下控制饮食，安排合理的孕期食谱。

保持少量多餐的进食方式：少食多餐，最好分三大餐，三小餐；少吃糖分高的水果；蔬菜每天 400 ~ 500 克，其中有色蔬菜不少于 50%。

不吃甜食：如巧克力、威化、饼干及含糖饮料等。如果孕妇饿了可以选择无糖饼干或无糖豆浆等。

补充营养：增加膳食纤维的摄入量，保证蛋白质的摄取量，补充维生素、无机盐和微量元素也是必不可少的。

通过适度的运动，可以增加孕妇身体对胰岛素的敏感性，促进葡萄糖利用，降低游离脂肪酸。只要身体和天气允许，最好每天出去散步。

妊娠糖尿病如果以空腹血糖高为主或诊断出妊娠糖尿病的孕周过早或过晚或经过 1 ~ 2 周的食疗法后仍然达不到理想水平，就需要应用胰岛素。因为血糖不能及时达到理想水平，将会对胎儿产生严重的不良影响。

常用的是人工基因重组胰岛素，其中有短效胰岛素、中效胰岛素。通常，空腹血糖高可先于晚上睡前使用中效胰岛素。然后，在三餐前使用短效胰岛素皮下注射。

➡ 在外进餐时该怎样控制能量和营养均衡?

在自己的家里进餐,从食用原料的选择到烹调方法以及菜肴在餐桌上的摆放方式都可随意进行调整。与此相比,在外进餐,所吃的食物中很可能就有"糖尿病的大敌"。所以要尽量在家里进餐。不得不在外面进餐时,一定要注意饭菜的选择和吃法。

多点一道蔬菜

一般情况下,在外进餐的食物大多味道较浓,更谈不上营养均衡,或进食量偏多,或能量稍高,使在自家对饮食所作的控制功亏一篑。

但是,最近很多店对此也开始注意,他们或在菜单上标注食品的能量,或增加蔬菜来达到营养均衡的目的。无法避免在外进餐的人,首先要选择这样的店。

其次,更重要的是在饭菜的选择上,要考虑营养的均衡。与盖浇饭等单一食品相比,尽量选择带汤菜的份饭。如果是在不经营份饭的饭店,要选择食用原料较多的菜肴。盖浇饭或咖喱饭等容易造成能量、脂质摄入过多。

尽早调整饮食，保证营养的"收支"平衡

在外进餐往往会造成蔬菜摄取不足，如果感觉菜肴中蔬菜的量有些不够，那就再点一个其他的蔬菜；担心能量摄取过多时，即便浪费也要狠心不再进食；吃油炸食物时，要将表面的面衣剥掉，只吃里面的；另外，如果实在吃不到足够的蔬菜，那么在餐后可以喝一些无糖的蔬菜汁。

在餐后应检查所吃食物的能量和营养等情况，回家后进行调整。如果在外面吃的午餐能量摄取过多，那么晚饭就应少吃一些；如果在外面所吃的食物蔬菜不够，那么在第二天就应及时补充。总之，要尽早地调整饮食，保证营养的"收支"平衡。

不同的食品应该有不同的进食频率

最好每天都吃的食品包括奶、蛋、动物性食品和蔬菜、水果、米面杂粮。选择主食时要避免吃单一的细粮，要适当吃一些粗粮、杂粮、全麦制品和红薯、芋头、土豆等薯类食品。在蔬菜中，深色蔬菜营养相对较丰富，新鲜水果可提供丰富的维生素 C 及膳食纤维，动物性食品包括畜肉、禽、鱼、蛋、虾、动物内脏及海产品，主要提供蛋白质、脂肪、矿物质和维生素 A 及 B 族维生素等。新鲜牛羊奶、酸奶、奶酪、奶粉、豆奶等，主要提供蛋白质、不饱和脂肪酸、B 族维生素和卵磷脂等，还能提供丰富的钙。

1 周吃几次的食物：包括动物肝脏、动物血、豆制品、坚果、不同种类的肉食、蛋类、甜点、薯类等。但是适当地增加坚果的摄入量对稳定血糖是有益的，如开心果、美国大杏仁、榛子等。

1 个月吃几次的食物：饮料、酒类、糖果、油炸食品等。

1 年吃几次的食物：洋快餐、黄油、奶油等。

➡ 怎样控制零食？

有人会注意正常的饮食，而往往认为点心等零食和正式进餐不同，可以不予控制。千万不可忽视零食，零食只能打乱正常的饮食节奏。另外，零食大多为甜食（砂糖）或高油脂，会加速血糖升高，应养成不吃零食的习惯，或者尽量少吃，以减少其对血糖值的影响。

点心中的糖质与主食中的糖质不同，会使血糖急剧上升

一旦确认患了糖尿病以后，最好的选择是停止吃零食。同样是糖质，但种类和作用不尽相同。米饭、面包、面类等作为主食的淀粉（复合糖质）在胃内消化后，被小肠逐渐吸收，如果没有进食过量或快速进餐等现象，血糖值是不会急剧上升的。

但是，点心和饮料中所含有的糖质为单纯糖质，这种糖质消化、吸收的速度较快，会造成血糖值急剧上升，从而增加胰岛素的负担。甚至那些尝起来不甜的点心也会与甜点一样导致血糖值急剧上升。

有时水果吃多了也会导致血糖控制不好

在电视或杂志上经常看到香蕉等水果或酸奶对身体有益的介绍。但是

糖质也会随同有益成分一起进入体内，所以患有糖尿病的人对此要加以注意。事实上，也有很多患者因多吃水果尤其是香蕉而造成血糖控制不好的情况，当然，如果是无糖酸奶问题就不大。

点心中的糖质和脂质对血糖值的影响很大

　　水果常被当做餐后甜点，它所含有的糖质同样会造成血糖值的急剧上升，所以要加以注意。

　　但是，水果可以弥补因减少进食而容易出现短缺的维生素和矿物质，因此，糖尿病患者如果能够对进食量进行彻底的控制，就可以每天吃 1 个橘子或半个苹果。

　　但是在睡前吃含脂质的点心（蛋糕、炸面圈等）会对血糖值产生很大的影响，无论如何也戒不掉零食的话，就一定要有所节制，比如只在午间吃 1 个不含脂质的点心（豆沙包）等。

　　尽量不吃数不清个数的袋装点心，因为它会使您在不知不觉中吃过量。

→ 具有降糖作用的食物有哪些?

营养专家的研究结果表明,以下几种食物的降血糖效果较好,糖尿病患者不妨适当多吃一些。

苦瓜

苦瓜味极苦,性寒,有清热解暑、清肝明目、解毒的功能。研究发现,苦瓜含苦瓜苷、5- 羟色胺、谷氨酸、丙氨酸及维生素 B_1 等成分。苦瓜的粗提取物有类似胰岛素的作用,能降低血糖,对糖尿病有良好的防治作用。糖尿病患者若无脾胃虚寒,夏天每天可食苦瓜 250 ~ 500 克。

洋葱

洋葱味甘、辛,性微温,与葱、蒜性味相近,具有健胃、增进食欲、行气宽中的功效,与大蒜一起食用有降糖的效果。洋葱中含有类似降糖药物甲苯磺丁脲的物质。经常食用洋葱,既可充饥,又能降糖治病。用法:每餐可炒食 1 个洋葱头,每天 2 次,炒时以嫩脆为佳,不可炒过。经常食用不仅能帮助糖尿病患者减轻饥饿感,也有降血糖的作用。

麦麸

麦麸味甘,性平、偏凉,除充饥、补充营养的作用外,尚可养心安神。浮小麦可益气、除热、止汗；麦麸可调中、清热、止虚汗，可根据病情所需而选用。用麦麸、面粉按 6 : 4 的比例，拌和鸡蛋，做成糕饼，可作为糖尿病患者的正餐或加餐食品。

魔芋

　　魔芋是一种低能量、高纤维素食物。魔芋不仅营养丰富，还具有独特的医疗保健作用。魔芋中所含的葡萄甘露聚糖对降低糖尿病患者的血糖有较好的效果。因其分子量大，黏性高，在肠道内排泄缓慢，能延缓葡萄糖的吸收，能有效降低餐后血糖的升高。又因为它吸水性强，含能量低，既能增加饱腹感，减轻饥饿感，又能减轻体重，所以是糖尿病患者的理想食品。

猪胰

　　猪胰性平，焙干研成粉末，长期服用对降血糖和维持血糖稳定有明显疗效。

番石榴

　　番石榴有一定的调节血糖的作用，而且石榴叶比鲜果更好。石榴叶中的有效成分为黄酮苷，该物质对改善胰岛素水平无明显效果。因此，推测它不是通过改善胰岛功能，而是通过提高机体周围组织对葡萄糖的利用率来调节血糖的。因此，糖尿病患者长期用番石榴的叶煎水代茶饮是有益的。

鳝鱼

黄鳝鱼中含有"黄鳝鱼素 A"和"黄鳝鱼素 B",这两种物质具有调节血糖的作用。实验证明,黄鳝鱼素具有显著的类胰岛素降血糖作用。因此,糖尿病患者经常食用鳝鱼(烹调方法不限)是有益的。一般坚持每天食用 100～150 克,连续 3～4 周可见空腹血糖下降,尿糖减少。

银耳

银耳中含有丰富的膳食纤维,且能量较低。银耳含有丰富的银耳多糖,它对胰岛素降糖活性有明显影响。动物实验表明,银耳多糖可以影响胰岛素的活性,将胰岛素在体内的作用时间从 3～4 小时延长至 8～12 小时,使其更好地发挥作用。

桑叶、桑葚

许多报道称,桑叶、桑葚有辅助治疗糖尿病的作用。它含有调节血糖作用的桑叶总多糖,桑叶可泡茶饮用,有条件的糖尿病患者不妨一试。

此外,茶叶、荷叶、玉米须、鲫鱼、绿豆等对改善糖尿病患者多饮、烦渴等症状有一定疗效。海带、石花菜等富含膳食纤维的食物也有间接调节血糖的作用。必须强调的是,这些食物只是具有辅助治疗的作用,决不能单靠这些食物来治疗糖尿病。

我们的膳食中还有许多低脂、低糖食物,低脂食物对减肥、降血脂、降血压有诸多好处。低脂食品有:荞麦,燕麦(两种麦类均可降血压、降血脂、降血糖),小米,薯类,苦瓜,冬瓜,菠菜,胡萝卜,茼蒿菜,芹菜,香菜(也叫芫荽或胡荽),空心菜,荠菜,蕨菜,苋菜,油菜,马齿苋,荸荠,茭白,竹笋,茄子,枸杞子,玉竹,黄精,紫菜,海蜇皮,海参，各种有鳞的海鱼，蛇肉，龟，鳖，鲍鱼，去皮的禽畜肉，黑木耳，白木耳，黑芝麻，石榴，西红柿等。

营养饮食同样需要个性安排

一个人的营养需要建立在各种食物的均衡选择上，这种均衡并不以一餐一饭为基础，而是在几天到几周这样一个期间保持均衡。也就是说当一个人早上喝了 250 克牛奶，就不一定午饭、晚饭还必须有牛奶；今天肉吃得多一点，明天可以多吃些蔬菜；这周只吃了 1 顿鱼，下周应该多吃两顿才符合饮食平衡的建议。比如，有很多公司管理者，他们平时有很多应酬，免不了要常吃些大鱼大肉。而他们的营养绝招就是，周末在家多吃青菜和水果，而且，专门吃一顿玉米饭、粗粮饭，再加上每周几次运动，长期坚持下来，身体一样保持得不错。

如果一个人的饮食仅仅在某一次快餐中保持了某种均衡，并不意味着他一天、几天以至几周的饭食都符合营养学建议的食物搭配比例。另一方面，讲究营养并不意味着牺牲必要的社交和美食享受，营养饮食同样需要有个性的安排。一个人的饮食习惯不同，社会生活模式差异，为他设计的快餐也应相配。比如有些人早上赶着上班，没时间喝牛奶，那么在午餐和晚餐的时候，可以为他们配上 1 杯牛奶，而晚上要参加宴请，中午不妨吃得清淡一点，午餐吃得太饱，不妨下午休息时再吃个水果。

您不妨根据您的爱好酌情搭配一些食谱，轮流更换，吃出滋味、吃出健康。

➡ 您知道这些降糖食谱吗？

　　糖尿病是一种终身性疾病，目前还没有根治的办法。所以糖尿病的治疗必须药物、饮食和运动三者相结合。其中饮食治疗是最基本、最重要的治疗办法。糖尿病患者的饮食原则应该是：增加膳食纤维，多吃富含维生素、微量元素的食物，保证蛋白质的含量，控制碳水化合物和脂肪的摄入。

　　糖尿病的饮食治疗，不只是不吃甜食和减少主食摄入量，除了要有合理的饮食习惯和饮食结构。还必须做到以下几点：

　　●**多吃含钙丰富的食物：**由于人体胰岛 β 细胞需要在钙离子的作用下才能分泌胰岛素，缺钙就势必促使糖尿病患者的病情加重。且由于糖尿病患者多尿，钙的排出量增多，体内缺钙现象更趋于严重。

　　●**常吃富含维生素 B₆ 和维生素 C 的食物：**据研究报道，美国学者给糖尿病患者在 6 周内连续补充一定量的维生素 B_6，使有神经系统并发症的疼痛减轻，麻木感减少，给患者补充足量的维生素 C 可减缓糖尿病并发症的进程，对减轻糖尿病视网膜病变、肾病等有益。

　　●**多吃高纤维食物：**因为富含纤维素的食物能促进胃肠道蠕动，防止便秘，并能改善糖尿病患者细胞的糖代谢，增加胰岛素受体对胰岛素的敏感性，促使血糖下降。还能预防高血压、冠心病和结肠癌。故患者在日常饮食中应多选用粗粮、豆类及果蔬等富含纤维素的食物。

　　●**常吃富含硒的食物：**微量元素硒能明显促进细胞摄取糖的功能，具有与胰岛素相同的调节糖代谢的生理活性。故糖尿病患者宜常吃富含硒的食物如香菇、芝麻、大蒜、芥菜等。

　　●**常饮绿豆汤：**饮用绿豆汤（绿豆与水按 1：10 比例搭配）每次 250 毫升，一天 2 次，服用后 72 小时，有 66% 的患者烦渴明显减轻，每天饮水量由 3 500～4 500 毫升减至 1 500～2 000 毫升，多尿症亦明显减轻或消失。

●**少食多餐**：合理控制总能量，糖尿病患者每日膳食应按自身需要控制总能量，做到膳食搭配合理，营养平衡，碳水化合物应占总能量的 50%～60%，蛋白质占 12%～20%，脂肪占 20%～30%。对于病情不稳定的患者，每天分作 5～6 餐进食，有利于控制糖尿病患者的病情。

●对于第 6 条牢记每天所需总能量及饮食量，您是否存在疑问呢？是的，很多人不明白能量如何计算？现在，让我来告诉您吧。希望您能学会如何计算能量。

◎**制订总能量**：首先按患者的年龄和身高查表或用简易公式算出理想体重 [理想体重（千克）＝身高（厘米）–105]，然后根据理想体重和工作性质，参照生活习惯等因素，计算每日所需总能量。成年人休息状态下每日每千克理想体重给予 105.0～125.5 千焦（25～30 千卡）能量，轻体力劳动 125.5～146.0 千焦（30～35 千卡）能量，中度体力劳动 146～167 千焦（35～40 千卡）能量，重体力劳动 167 千焦（40 千卡）能量以上。儿童、孕妇、乳母、营养不良和消瘦以及伴有消耗性疾病的患者应酌情增加，肥胖者酌减，使病人体重恢复至理想体重的 ±5% 左右。

◎**碳水化合物含量**：约占饮食总能量的 50%～60%，提倡用粗制米、面和一定量杂粮，忌食用葡萄糖，蔗糖，蜜糖及其制品（各种糖果、甜糕点饼干、冰淇淋、含糖软饮料等）。

◎**蛋白质和脂肪比例**：饮食中蛋白质含量为成人每日每千克理想体重 0.8～1.2 克，儿童、孕妇、乳母、营养不良或伴有消耗性疾病者宜增至 1.5～2.0 克，伴有糖尿病肾病而肾功能正常者应限制至 0.8 克；血尿素氮升高者，应限制在 0.6 克。此外，各种富含膳食纤维的食品可延缓食物中糖分的吸收，降低餐后血糖高峰，有利于改善血糖、脂代谢紊乱，并促进胃肠蠕动，防止便秘。每日饮食中纤维素含量以不少于 40 克为宜。提倡食用绿叶蔬菜、豆类、块根类、粗谷物、含糖成分低的水果等，不但提供饮食中纤维素的含量，并有利于摄取各种维生素和微量元素。

现在，您大概知道应该如何计算自己的饮食量，知道自己应该如何吃了吧？您不妨根据您的爱好，酌情搭配一些食谱，轮流更换，吃出滋味、吃出健康。这样看来，糖尿病患者的饮食并不单调吧？换个角度来看，反倒是一种比较"奢侈"的饮食生活。

➡ 为什么饮酒要适量?

有的人认为,白酒对糖尿病患者无益,最好喝葡萄酒。实际上,只要是酒,都含有较高的能量,而且人体对液体中所含的成分吸收很快,因此会导致饮酒后血糖急剧上升,从而增加胰岛素的负担。

饮酒会使甘油三酯蓄积从而导致肥胖及胰岛素功能下降

酒精本身就具有高能量,如果养成过度饮酒的习惯,那么能量过多就会造成甘油三酯的蓄积而导致肥胖,降低胰岛素的功能,从而诱发糖尿病。

除了高能量,酒中几乎不含其他的营养素,因此如果饮酒时不吃下酒菜,就会造成营养失衡,陷入营养不良的状况。

而且酒精会促进胃液分泌而刺激食欲,从而导致进食过量。另外,下酒菜又多是油炸类食品和高脂质、味道浓厚的食物,这样会使通过饮食减量而做出的努力功亏一篑。

在确认了检查结果良好、没有并发症的前提下,才可少量品尝美酒

酒精本身就具有高能量,如果养成过度饮酒的习惯,那么能量过多就

会造成甘油三酯的蓄积而导致肥胖，降低胰岛素的功能，从而诱发糖尿病。

除了高能量，酒中几乎不含其他的营养素，因此如果饮酒时不吃下酒菜，就会造成营养失衡，陷入营养不良的状况。

而且酒精会促进胃液分泌而刺激食欲，从而导致进食过量。另外，下酒菜又多是油炸类食品和高脂质、味道浓厚的食物，这样会使通过饮食减量而做出的努力功亏一篑。

糖尿病患者喝酒需要把握的原则

很多糖尿病患者由于工作应酬等原因，避免不了喝酒，此时，就要铭记如下几个原则，以尽量减少饮酒给身体带来的损害：

原则一：**每天喝酒不过量**　正常糖尿病患者每日喝啤酒不超过350毫升，红酒150毫升或低度白酒45毫升，各约含酒精15克。

原则二：**先吃点东西再喝酒**　对于正在注射胰岛素或者服用其他药物的患者，饭前喝酒很危险。空腹时血糖本身比较低，喝酒会让其雪上加霜，一般建议酒后禁止注射胰岛素。

原则三：**酒后吃点健康的零食**　如果睡觉前数小时内喝了些酒，请快速检查一下血糖。研究表明，酒精具有降低血糖的作用。如果此时血糖过低，可以吃点零食缓解一下。

原则四：**喝酒前检查一下服用的药物**　喜欢喝酒的糖尿病患者服药时除了注意时间、空腹还是饭后等事项外，还要仔细检查药品说明上是否有禁忌酒精的事项或者直接咨询医生。

原则五：**血糖波动不大时，才可饮酒**　专家表示，如果血糖忽高忽低，喝酒很容易让糖尿病患者患低血糖症，血糖更难控制。

原则六：**有时酒赛过甜点**　人们很容易忽略酒也是一种高热量饮料。血糖正常的患者虽然可以饮酒，但是要注意食量。1杯白酒（约148毫升）含有502焦耳（120卡路里）的能量。饮酒后，就要权衡一下接下来的饮食了。

小贴士：

您记好每天的"饮食日记"了吗?

将所吃食物和努力的成果记录下来，使之成为令自己坚持下去的动力

为了改善糖尿病，需要减少对油脂和酒精的摄取量、停止吃零食，但坚持下去是非常困难的，因此建议您写"饮食日记"，将努力的成果以文字的方式记录下来会更直观。

所有吃到的食物都可以写入"饮食日记"中去，不仅仅是一日三餐的饮食，零食或饮料都要包括在内，尽量将自己所喝的酒的种类和量、所吃的菜和量一一记录下来。

外出进餐或购买盒饭、点心、面包等食品时，也要将成分标示中的能量记录下来。

尽早改善自己不良的饮食生活，提高对食物的关注程度

通过检查每天的饮食，告诫自己加强对血糖的控制，有助于改善不良的饮食习惯。

将所吃食品的能量记入"饮食日记"中，提高对其成分的关注，甚至达到即便没有成分标示也能估计出大致能量的程度。这些有助于改善不良的饮食习惯，从而形成良性循环。

不仅仅是饮食，运动内容和日常生活中发生的事情也要记在"饮食日记"中。记录那些容易导致饮食生活混乱的情况，有助于审视自己日常行为中有哪些不足的地方。

将"饮食日记"拿给医生看后，会得到很多有关改善生活方式的建议。对于"饮食日记"，要坚持记下去，如果只是心血来潮的记录几笔或只记录一部分内容，就不会产生"饮食日记"预期的效果。把所有的相关事件记录下来，才有助于控制血糖。

→ 为什么运动会促进胰岛素发挥作用？

糖尿病患者改善饮食方式的目的是促进胰岛素更好地产生作用，进行运动的目的也在于此，如果坚持饮食和运动双管齐下，原来迟钝的胰岛素功能就会得到改善，从而达到控制血糖的目的。

运动可提高机体对高胰岛素的敏感性，胰岛素功能也会更活跃

进行适当的运动，能量就会被肌肉所消耗，为补充能量，血液中的葡萄糖就会被送入肌肉，从而降低血糖值。

不仅如此，通过运动可以在肌肉和脂肪细胞等处增加糖的吸收，胰岛素受体的功能也能变得活跃，更容易使细胞内的胰岛素产生作用（提高胰岛素的敏感性），促进葡萄糖被顺利地吸收，从而降低血糖值。

运动有助于预防动脉硬化

高血糖往往会并发动脉硬化，通过运动可以：①燃烧脂肪，减少血液中的甘油三酯；②增加 HDL 胆固醇（高密度脂蛋白胆固醇）等的效果，这些都有助于预防动脉硬化。

节约胰岛素，使血糖值顺利下降

这些反应如果能够进一步发展，血液中的葡萄糖就会直接进入细胞。通常情况下，为了使葡萄糖进入细胞，需要"打开通往细胞的房门"，胰岛素就能起到"中介"的作用。但是，如果进行运动，那么无需"中介"即可将房门打开（见图22）。

也就是说，运动可以节约胰岛素，使得胰岛素不足的糖尿病患者也能够比较顺利地降低血糖。

此外，运动还有其他功能：①脂肪被作为能量消耗掉，从而改善肥胖；②通过增加肌肉量而增加基础代谢（尤其是身体不活动时所消耗的能量），使身体不易发胖。这些都可以减轻胰岛素的负担，使其充分发挥功能。

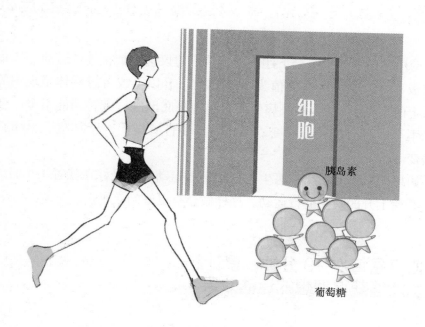

图22 运动具有不利用胰岛素就可吸收葡萄糖的功能

➡ 怎么根据自身状况进行适量的运动？

　　运动虽然能够改善糖尿病，但有时不恰当的运动也会导致血糖值恶化。所以在开始运动之前，一定要了解自己的身体状况是否适合运动以及其对血糖的控制是否有益，运动开始之前先征求医生的意见是比较稳妥的做法。

根据血糖上升的状况，建议在就餐 1 小时之后进行运动

　　糖尿病患者如果符合下述情形，就不建议甚至禁止进行运动：①血糖控制极不好（空腹时血糖值为 14 毫摩尔 / 升以上或者尿酮体呈现中等程度以上的阳性）；②因眼底病变而引起的眼底出血；③肾功能不全；④心功能不全；⑤骨或关节病变；⑥感冒等急性感染症；⑦坏疽；⑧重症神经病变。

　　如果没有以上状况，医生也鼓励患者运动时，最好在就餐 1 小时之后血糖开始上升的时候进行运动，这样做会有更好的效果。

哪怕只是每次 10 分钟，累计起来也能够获得理想的运动效果

　　一天 3 次，每次进行 10 分钟的步行运动，与每次进行 30 分钟步行运

动的效果是相同的。如果没有一个完整的时间进行运动，那么在条件允许的情况下就要积极、多次地进行运动。不过，如果单次运动持续时间达不到 10 分钟，就不会获得效果（见图 23）。

换上运动服装后再运动，利用脉搏来检查运动强度

除了在日常生活中注意增加运动量之外，还应在运动的时候换上运动专用的衣服或鞋，精神饱满地进行运动，运动强度不用太大，微微出汗即可。相对而言，磨磨蹭蹭的运动就不会产生好的效果。

为了保持适当的运动强度，可以在开始运动的 5 分钟后测量脉搏。脉搏为每分钟 100～200 次的运动强度对改善糖尿病是很有效的，对运动强度的把握因人而异，从"轻松坚持"到"稍稍有点累"都行。

在运动频率方面，尽量每天都进行，1 周至少要进行 3 天以上的运动。不要忘记在运动前的准备运动和运动后的整理运动。

运动虽然可以促进胰岛素发挥作用，但并不能改善不当的饮食习惯，特别是过量饮食，能量摄取过多。所以要想通过运动达到胰岛素活化，血糖被平稳控制的目的，必须彻底的结合饮食管理。

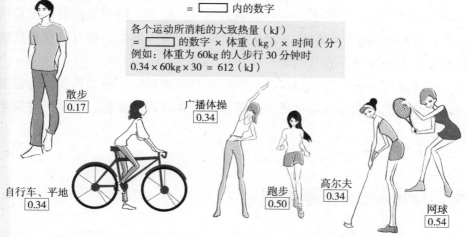

= ▢ 内的数字

各个运动所消耗的大致热量（kJ）
= ▢ 的数字 × 体重（kg）× 时间（分）
例如：体重为 60kg 的人步行 30 分钟时
0.34×60kg×30 ＝ 612（kJ）

散步 0.17

广播体操 0.34

自行车、平地 0.34

跑步 0.50

高尔夫 0.34

网球 0.54

图23　日常运动的"每千克体重每分钟"的热量消耗量（kJ）

➡ 什么是有效的有氧运动？

> 谈到通过运动来节省自身的胰岛素，有氧运动伴随着充分的呼吸，其效果是最有效的。为了增加有氧运动的运动量，要从身边小事做起，自己动手，培养"好动"的习惯，远离原来那种安逸便利的生活。

在家中就可以做的运动锻炼

即便我们居住的房屋面积狭小，也能够在家中增加活动量。

不使用遥控器，而是亲自去放置电器的地方操作；用完电器之后，自己起身去拔插头，这样也是一种运动；另外，如果不使用吸尘器，而是用拖布或抹布来清扫房间会进一步提高运动量；餐后还可以通过清洗餐具或其他方式来增加站立的时间等。

外出时要尽量步行。骑自行车虽然也对健康有利，但如果在街上慢慢骑行，几乎达不到运动的目的，反而不如推着自行车步行，那样对健康更有利。

呼气时用力，吸气时复原

如果楼层不高，要尽量利用爬楼梯来运动。即便利用扶梯，在不发生危险的条件下，也可尝试脚跟上下升降以及单腿站立等动作。这些动作在乘坐公共汽车时或看电视时都可以进行。在车内坐着时，也可尝试将大腿轻轻抬起，以达到运动的目的（见图 24）。

进行以上运动时还要配合呼吸，用力呼气，正常吸气，始终保持均匀的呼吸，这样才能保证吸入充足的氧气（有氧运动），达到更好的运动效果。

大家有机会就一定要尝试利用身边的东西来进行运动，这能够获得很好的效果。

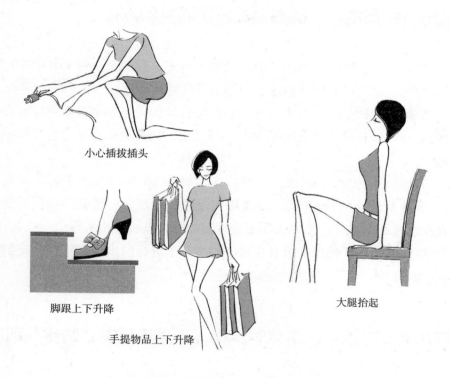

小心插拔插头

脚跟上下升降

手提物品上下升降

大腿抬起

图24 随时都可以进行的运动

➡ 步行、跑步、游泳都是很好的有氧运动

步行

集中"我在运动"的意识即可提高运动效果

有氧运动有步行、跑步、游泳、骑自行车、跳健美操等，其中步行是最方便的运动，也是解决糖尿病问题最有效的运动之一。

步行是一种全身的有氧运动，不需要特别的设施和道具就可以独立进行的运动，而且易于控制运动强度，可以说，它是最适合解决糖尿病问题的运动。

男性以1分钟约80米、女性以1分钟约60米的速度步行，由起初的一天步行约20分钟开始，逐渐增加速度和距离。要带着"我在运动"、"我在改善高血糖"的意识，注意步行姿势的要点，轻快步行。

顺便说一句，糖尿病患者在医生的指导下进行的步行，要以一天2次，每次20分钟，一周3次以上的频率进行。

可在上下班途中、午休时步行，下雨天只需"踏步"即可

步行不仅限于在固定的场所进行，在车站等车时、上下班的路上、午休时都可以步行并逐渐增加步行的距离。例如，在下班回家时，可以从离家最近的车站下去，绕远步行或在自己家周围走几圈之后再回家等方法来增加步行运动量。

　　步行会受天气因素的制约，天气条件不允许时，可原地踏步。踏步时，摆臂的幅度要比通常的步行运动大，同时还要高抬腿（见图 25）。

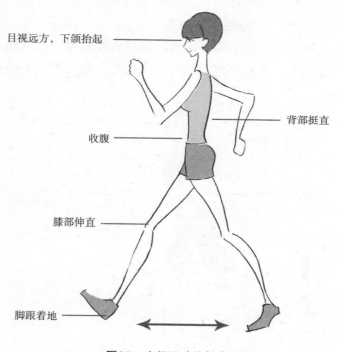

目视远方，下颌抬起

背部挺直

收腹

膝部伸直

脚跟着地

图25　步行运动的基本姿势

跑步

跑步的同时也要配合其他种类的运动

　　由于步行的盛行，跑步的爱好者反而有所减少，但如果自己的体力还可以，心脏和膝关节也没有什么问题，我也建议大家跑步，因为跑步同样是一种很好的有氧运动。当有肥胖或膝关节不适时，可采用骑自行车或游泳等方式来运动。

以 1 分钟约 129 米的速度，一天跑 20 分钟为标准。不要拘泥于速度和距离，保持 1 周跑 3 次以上，这样长期坚持下去才有意义。跑步的同时还要配合步行等其他类型的运动，养成愉快地活动身体的习惯，这对控制糖尿病很有帮助。

另外，中老年以后，跑步脚落地时，膝部和腰部等部位可能会出现不适，这就要停止跑步，改换其他运动方式来代替，如负担较小的步行或游泳等（见图 26）。

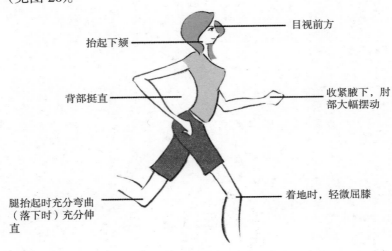

抬起下颏

目视前方

背部挺直

收紧腋下，肘部大幅摆动

腿抬起时充分弯曲（落下时）充分伸直

着地时，轻微屈膝

图26　跑步运动的基本姿势

游泳或水中步行

利用水的浮力减轻膝部的负担，游泳和水中步行都有效果

水中运动可利用水的浮力来减轻膝部的负担，适合那些因肥胖和年龄等原因而担心膝部疼痛的人士。

在游泳池中游泳时，可组合进行自由泳和蛙泳，隔天 1 次，不用过于在意速度，轻松自在的运动，保证 20 分钟的运动量即可。

如果过于追求游泳的技巧和方式，可能会给身体增加负担，这对健康不利。蛙泳就容易增加腰部的负担，所以应提前做好充分的准备活动。

最近，除了游泳，水中步行（即在游泳池里走）的人也有所增加。在不给膝部增加负担的状态下，利用水的阻力也能够提高运动效果，同样适用于控制糖尿病。

除了采用普通的步行，还可以进行侧身走、倒退走等各种水中有氧运动（见图 27）。

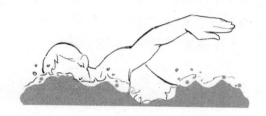

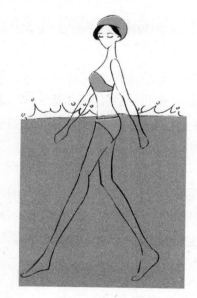

图27 水中有氧运动

→ 该怎样减轻精神压力？

目前，关于压力以何种形式对血糖值产生影响尚有许多不明之处，但事实上，压力过大的人血糖值的控制往往会出现混乱，若要改善血糖值，就要消除压力。

家庭的美满对控制血糖有非常重要的意义

消除压力的方法有很多种，大家只有通过各种尝试才能找到适合自己的方法，来尽早消除那些导致胰岛功能不佳的焦虑感。

其中最简单的一个方法便是倾诉，女性如果有了焦虑感，大多会向他人倾诉，这样压力往往会在不知不觉间消除，男性则可能需要其他的排解方法。

当在工作中遇到不顺利的情况时，家人的理解和支持就会成为自己的依靠。相反，如果家庭不和睦，来自外界的压力会在家庭中变得更为复杂，即便是为了控制血糖，营造一个美满的家庭氛围也是非常重要的。

用各种各样的方法来消除压力

将自己置身事外，寻求暂时的逃避也是一个很不错的方法，但绝不是一个彻底解决问题的手段。但是陶冶情操，舒缓情志对控制血糖很有帮助，这里给大家举出几个例子以供参考。

　　与朋友尽情地聊天（如果可能的话可直接面谈），将自己目前的心情毫不掩饰地写在日记中，在庭院中侍弄花草，沉醉在音乐欣赏和模型制作等爱好当中，外出散步，眺望夜空等（见图 28）。

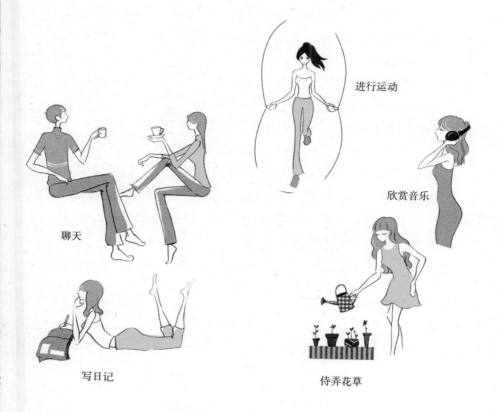

图28　消除压力的方法

小贴士：

你尝试过换一种运动方式吗？

换一个新的环境步行，挑战新的运动项目，家务也是不错的运动

运动是控制血糖不可或缺的，但是如果厌烦了某种运动，在不情愿的状态下进行的运动效果会很差，反而会成为一种负担。

这时可尝试换一种方式。例如，步行时，不要只是在家的周围，还可以到那些有名胜古迹的地方走走，或参加步行者俱乐部等，可以从各种步行方式中获得快乐。

另外，做饭、洗餐具、打扫房间、洗涤衣物等家务活动也是很不错的运动。虽然每次的运动量不大，但如果每天都坚持，也能够起到锻炼肌肉、提高胰岛素功能的作用。

不要拘泥于目前所进行的运动。能够长期坚持，养成活动身体的习惯才是最重要的。

第5章

血糖无法进行自我改善时有什么样的治疗方法

在饮食和运动等方面，自己已经尽心尽力了，但血糖值依然没有降下来……这时，就需要进行药物治疗。提前对药物有个了解，就能避免出现延误治疗的情况。

如果改善生活方式后血糖仍未正常，你该如何？

重新审视和改善自己的饮食习惯和运动习惯后，若血糖值恢复到正常范围，就没有必要进行治疗。如果很用心地对饮食习惯和运动习惯进行改善之后血糖值依然如故，说明饮食疗法和运动疗法没有达到目的，此时就需要进行药物治疗。

将饮食和运动等实际情况准确地告诉给医生

是否使用药物治疗，包括此后所用药物的种类和用量等很多问题，都由医生决定，因此要将您的运动和饮食等关于血糖值的所有信息都准确地告诉医生，在这个问题上，"饮食日记"能提供很多帮助。

饮食和运动都没有问题，但如果血糖值并没有改善，医生往往会建议进行药物治疗。

改善生活方式，可以在某种程度上降低血糖值，这表明胰岛还有分泌能力。但是，即便改善了生活方式，血糖值仍未降低，则意味着胰岛的分泌能力已经达到了极限。这两种情况需要采用完全不同的应对措施。

努力了2～3个月,空腹血糖值仍在7.8 毫摩尔/升以上,则需要进行药物治疗

一般情况下,对生活方式(饮食和运动等)的改善持续2～3个月以后,空腹时血糖值仍未降低到7.8毫摩尔/升以下,就要开始进行口服药物治疗(见图29)。

初诊时的空腹血糖值为7.8～11.0毫摩尔/升时,会考虑同时进行改善生活方式与口服药物的治疗;口服药物没有产生效果或初诊时的空腹血糖值超过11.1毫摩尔/升时,也会采用注射胰岛素的治疗方式。无论处于哪种情况,在使用药物的同时都要配合饮食和运动等来改善生活方式。

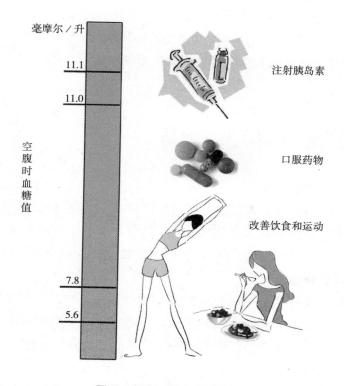

毫摩尔/升

11.1
11.0
注射胰岛素

空腹时血糖值

口服药物

改善饮食和运动

7.8
5.6

图29　控制血糖的各种方法

➡️ 您知道 1 型糖尿病的治疗方法吗?

1 型糖尿病的第一特点为好发于儿童或青少年期。除了儿童之外，此病也可能发生在一生中各个年龄段，特别是更年期。1 型糖尿病的第二个特点是发病一般比较急骤，口渴、多饮、多尿、多食以及乏力消瘦、体重急剧下降等症状十分明显，有的患者首发即有酮症酸中毒现象。1 型糖尿病的第三个特点是最终将无一例外地使用胰岛素治疗，所以 1 型糖尿病原来又称为胰岛素依赖型糖尿病。

糖尿病的治疗分以下 5 个方面

● 糖尿病健康教育

糖尿病健康教育是重要的基础治疗措施之一，良好的健康教育可充分调动患者的主观能动性，使其积极配合治疗，有利于疾病控制达标、防止各种并发症的发生和发展，降低耗费和负担，使患者和国家均受益。

● 医学营养治疗

医学营养治疗是另一项重要的基础治疗措施，应长期严格执行。对 1 型糖尿病患者来说，在合适的总能量、食物成分、规则的餐次安排等措施的基础上，配合胰岛素治疗有利于控制糖尿病和预防低血糖。

● 体育锻炼

应进行有规律的、合适的运动，根据年龄、性别、体力、病情及有无并发症等不同条件，循序渐进和长期坚持。1 型糖尿病患者接受胰岛素治疗时，常可能处于胰岛素相对不足和胰岛素过多之间。在胰岛素相对不足时进行运动可使肝部葡萄糖的输出增加、血糖升高；在胰岛素相对过多时，运动使肌肉的摄取和利用葡萄糖增加，有可能诱发低血糖反应。故对1 型糖尿病患者来说，体育锻炼宜在餐后进行，运动量不宜过大，持续时间不宜过长。

●病情监测

定期监测血糖，并建议患者应用便携式血糖仪进行自我监测，了解血糖总体的控制情况，及时调整治疗方案。每年 1～2 次全面复查，了解血脂以及心、肾、神经和眼底的情况，尽早发现有关并发症，给予相应治疗。血糖波动大者，可在医院做动态血糖监测。

●药物治疗

1 型糖尿病的治疗主要采取胰岛素治疗，胰岛素治疗的目标是保证患者有良好的生活质量（即尽可能避免严重的低血糖发生）和满意控制代谢水平（即积极预防糖尿病的并发症）。年龄较大、血糖波动较大，胰岛素剂量较大或伴代谢综合征时，患者也可加用二甲双胍和葡萄糖苷酶抑制剂类药物。

➡ 您知道 2 型糖尿病的治疗方法吗？

患有 2 型糖尿病时，即便开始药物治疗，在饮食和运动等方面也必须注意，不要只是单纯要求血糖得到控制，如果不进行生活方式的改善，口服药物的疗效也会降低或失效。

如果不改善饮食和运动，药物有时会失效

在用药之初就出现血糖值不降低的现象被称作原发性失效。开始用药后，血糖值很快就得以降低而后逐渐的无效称作继发性失效。

这些情况大部分是由于饮食不当或运动不足造成的，如果没有与糖尿病抗争的正确心态，只是一味地依靠药物，就不会得到良好的药效。有些时候只需饮食疗法和运动疗法就能够改善高血糖状态，利用药物却很难做到。因此，改善饮食和运动才是改善糖尿病的根本，再配合药物进行辅助治疗，这样才能得到理想的效果（见图 30）。

糖尿病本身就是导致高血糖的"糖毒性"

进食过量或运动不足等会造成胰岛的功能恶化或胰岛素的分泌量降低，从而导致高血糖。它会成为使胰岛素的功能进一步恶化或分泌量进一步降低的导火索……这就是所谓的糖尿病本身会导致高血糖的恶性循环，

陷于这种恶性循环的状态便是"糖毒性"。如果血糖值降低了，糖毒性便会得以改善。

即便使用药物后血糖值得以降低，也不要掉以轻心

利用药物治疗 2 型糖尿病时，首先会口服降血糖药物，由年龄、是否肥胖、血糖值的上升方式和程度、有无其他疾病等众多因素来决定所用的药物。

患者糖毒性较强以及发生并发症的危险性较大时，有时也不选用口服药而直接采用胰岛素注射治疗，而在糖毒性得到改善后再改为利用口服药进行治疗。

很多人认为糖尿病患者必须一辈子都用药，实际上，这是无稽之谈，无论是口服药还是注射胰岛素，只要血糖控制的稳定，胰岛功能尚好都可以尝试停止用药。

在血糖控制方面，最危险的是在开始产生药效的阶段。血糖下降后，人们便会认为利用药物就可以控制血糖值从而对药物产生依赖，而忽视对生活方式的改善，造成生活方式混乱，使血糖再次升高……这样的情况是时有发生的。因此，不要因为药物起效后就掉以轻心。

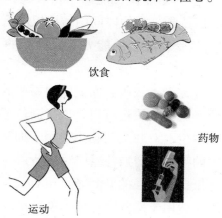

饮食

药物

运动

图30　控制血糖的主角是"饮食"和"运动"，配角是"药物"

→ 单靠口服药物能降低血糖值吗？

降血糖的口服药物有磺脲类（SU）、双胍类（BG）、α - 糖苷酶抑制剂、噻唑烷类、速效型胰岛素分泌促进剂等。医生会根据患者的特点来开处方，但对患者来说，充分了解各类药物的特征也是非常重要的。

根据产生作用的时机和方式的不同，口服药可分为5类

●**磺脲类**：磺脲类药物是一种最常用的口服药。可以在一定程度上维持胰岛素的分泌，主要用于利用饮食和运动等疗法不能稳定控制血糖的人。

磺脲类药物会与位于胰脏 β 细胞膜上接收磺脲类物质的受体结合来促进胰岛素的分泌，服用后，在短时间内就可以降低血糖值。但是，对于胰岛素抵抗较强的（接受胰岛素的能力弱）肥胖的人来说，磺脲类药物很难产生效果。

●**双胍类**：在因葡萄糖不被吸收而使体内蓄积的糖原被用尽时，肝脏内会对能量代谢时所产生的物质进行再合成来制造葡萄糖，从而使血糖值上升，我们称之为糖异生。双胍类药物主要用于抑制糖异生。此外，它还会延缓肠管对葡萄糖的吸收，增强各组织对胰岛素的接纳能力。

双胍类对胰岛素抵抗力较强的肥胖者也很有效，使用磺脲类药物无效的人可以使用，有时也适用于那些同时接受胰岛素注射的人。

● **α - 糖苷酶抑制剂**：α - 糖苷酶抑制剂是一种主要用于分解小肠黏

膜上的糖类的酶，α-糖苷酶抑制剂通过妨碍其功能来抑制和延迟葡萄糖的消化和吸收，从而达到抑制餐后血糖值上升的目的。

因此，本药常供那些空腹时血糖值不是很高，而餐后血糖值容易上升的人使用。需要注意的是，这种药一定要在进餐前服用，餐后服用不会产生多大的效果。

●**噻唑烷类：**噻唑烷类药物具有改善胰岛素抵抗、降低血糖的作用，对胰岛素抵抗较强的肥胖者尤为有效。但是由于这类药物容易使体重增加，所以一定要特别控制患者的饮食。

●**速效型胰岛素分泌促进剂：**与磺脲类药物相同，速效型胰岛素分泌促进剂会与位于胰脏 β 细胞膜上接收磺脲类的受体结合来促进胰岛素的分泌，服用后，在短时间内就可以降低血糖值。但与磺脲类药物相比，其特征是药物吸收和药效消失得都很迅速。如果在餐前 30 分钟服用，就有可能在餐前出现低血糖的现象，所以为防万一，一定要在即将用餐前服用这类药物。

●**胰高血糖素样肽 -1（GLP-1）受体激动剂：**常用药物有西格列汀、维格列汀、沙格列汀和利格列汀，以葡萄糖依赖方式促进胰岛素释放，降低胰高血糖素分泌，从而降低空腹血糖和餐后血糖，单独使用不增加低血糖风险，不增加体重，用药时间不受进食影响，有一定的抑制食欲和延缓胃排空作用，为单药和联合降糖治疗方案提供了新的选择。常见不良反应为上呼吸道感染、头痛、咳嗽、便秘、增加出汗量和尿路感染等。

●**二肽基肽酶 -Ⅳ（DPP-Ⅳ）抑制剂：**常用药物有艾塞那肽、利拉鲁肽，以葡萄糖依赖方式增强胰岛素分泌，抑制胰高血糖素分泌，并能延缓胃排空，通过中枢性地抑制食欲而减少进食量。可以单独使用或与其他口服降糖药联合使用，单独使用无明显导致低血糖发生的风险，另外，本类药物有明显的降低体重的作用，尤其适用于肥胖患者。需要注意的是，此类药物需在大腿、腹部或上臂皮下注射给药。可每日固定时间给药，不受进餐时间限制。常见不良反应主要是胃肠道反应如恶心，程度多为轻到中度，主要见于刚开始治疗时，随治疗时间延长逐渐减少。

双胍类药物可弥补磺脲类药物的不足

磺脲类药物会使体重增加，因此有时会使血糖的控制恶化。如果长期服用该类药物，有时会出现继发性无效。双胍类药物具有弥补磺脲类药物缺点的功能。

"速效型"适用于胰岛素分泌延迟型人士

"速效型"主要用于因胰岛素的分泌延迟而导致高血糖的糖尿病患者（空腹时血糖值在 10 毫摩尔/升以下），在持续 3 个月的饮食和运动治疗后，餐后的血糖值仍未得到抑制时也会选择使用。可以与双胍类、α–糖苷酶抑制剂并用。

小贴士：

教您快速选择降糖药

1. 根据糖代谢情况选择药物

代谢状态	降糖药
餐后高血糖	α－葡萄糖苷酶抑制剂、短效磺脲类、苯甲酸衍生物类、胰高血糖素样肽 –1（GLP–1）受体激动剂、二肽基肽酶 – IV（DPP– IV）抑制剂
空腹高血糖	双胍类、长效磺脲类、甲酸衍生物类、胰高血糖素样肽 –1（GLP–1）受体激动剂、二肽基肽酶 – IV（DPP– IV）抑制剂
胰岛素抵抗	双胍类、噻唑烷类、长效磺脲类、α－葡萄糖苷酶抑制剂、胰高血糖素样肽 –1（GLP–1）受体激动剂、二肽基肽酶 – IV（DPP– IV）抑制剂
胰岛素相对缺乏	磺脲类、甲酸衍生物类

2. 各种降糖药的安全性和经济性

干预	低血糖	体重增加	水肿	胃肠道反应	乳酸性酸中毒	肝毒性	价格贵
磺脲类	+	+				+	
苯甲酸衍生物类	+	+					+
双胍类				+	+		
噻唑烷类		+	+			+	+
α－葡萄糖苷酶抑制剂				+			
胰高血糖素样肽 –1（GLP–1）受体激动剂				+			+
二肽基肽酶 – IV（DPP– IV）抑制剂	−			+			+

➡ 2 型糖尿病也需要注射胰岛素吗？

1 型糖尿病患者体内不能生成或不能充分生成胰岛素，治疗时必须注射胰岛素。基本就是采用体外注射的方式来补充胰岛素，人为地使胰岛素发挥作用。

利用口服药治疗不能使血糖值稳定下来时，2 型糖尿病患者也要采用注射胰岛素来治疗

1 型糖尿病患者必须终生注射胰岛素，那么，究竟什么情况的 2 型糖尿病患者也需要注射胰岛素呢？一般情况下最大限度地使用口服药——磺脲类药物（具有刺激胰岛细胞使其充分发挥作用）仍不能使血糖值稳定下来时，就需要进行注射胰岛素的治疗方式。

非胰岛素依赖型糖尿病现在已属于 2 型糖尿病

过去，有一种糖尿病叫做非胰岛素依赖型糖尿病，糖尿病诊断标准经重新审定后将其划分为 2 型糖尿病，现在已经没有了"非胰岛素依赖型糖尿病"的说法。为了防止患者出现并发症，注射胰岛素的治疗方式也积极地应用到 2 型糖尿病的治疗当中。

胰岛素治疗也适用于初诊时血糖值较高的糖尿病患者及较瘦的人群

　　以下情况也会选择注射胰岛素的治疗方式：①初诊时血糖值就明显升高；②较瘦，营养状态较差者；③由于副作用或肝脏和肾脏等疾病，导致不能使用口服药；④必须立即消除糖毒性等。

　　其中第②种情况是营养不良，如果不进行恰当的治疗，就很容易在营养不良的同时出现并发症并恶化，为避免这种状况的发生，需要注射胰岛素，使身体能充分地利用葡萄糖。

　　当 2 型糖尿病患者出现高渗性非酮性昏迷而需要尽快降低血糖值、罹患严重的感染症、重伤、接受手术、妊娠、分娩等情况时，为了应对暂时出现的胰岛素不足，也需要进行胰岛素注射治疗（见图 31）。

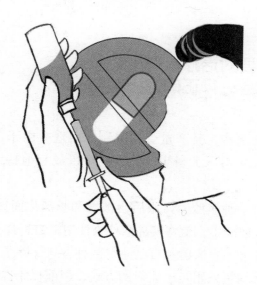

图31　如果使用口服药治疗效果不好，2型糖尿病患者也需要注射胰岛素来进行治疗

怎样通过胰岛素再现正常
的胰岛素分泌形态?

　　健康者的胰岛素分泌有两种形态，第一种是应对不进食状态所出现的基础胰岛素分泌，第二种是应对进食后葡萄糖增加而形成的追加胰岛素分泌。要巧妙利用现有的5种胰岛素制剂的特性，重现健康者的胰岛素分泌形态。

自己注射时需要对治疗有充分的了解并对低血糖会进行正确的应对

　　在使用胰岛素之初，其产量受到限制，而现在由于遗传工程学的进步，人工合成胰岛素得以大量生产，人们可以放心地持续进行胰岛素注射。

　　由于胰岛素是一种多肽，口服后会被胃和肠消化而失去药效，因此，为了使其直接进入血液中，就将胰岛素作为注射液进行皮下注射。

　　注射胰岛素有请医生注射和自己注射两种方式，除了高渗性非酮性昏迷的患者，基本上均可采用自己注射的方式，但前提条件是患者要对治疗有充分的了解，并且能够正确地应对低血糖现象的发生。

利用预混胰岛素、中效胰岛素和超长效胰岛素来再现基础分泌，利用短效胰岛素和超短效胰岛素来再现餐时胰岛素的分泌

根据胰岛素制剂产生药效所需要的时间以及药效的持续时间，可以将胰岛素制剂分为 5 种，医生利用预混胰岛素、中效胰岛素和超长效胰岛素制剂来提供基础胰岛素分泌，利用短效胰岛素和超短效型胰岛素制剂来补充进餐后胰岛素分泌。

自己注射时，要遵照医嘱进行调节所注射的胰岛素用量，并时时监测血糖值，调整胰岛素用量。

注射胰岛素的注意事项有哪些？

第一，不同胰岛素因起效时间的差异，注射部位应有所选择。例如：短效胰岛素注射部位首选腹部；中效胰岛素首选大腿和臀部；预混胰岛素及类似物在早餐前注射首选腹部，晚上注射则首选大腿或臀部，以避免夜间低血糖的发生。避开疤痕组织注射，胰岛素在疤痕组织内不易扩散，影响疗效。如果参加运动锻炼，不宜选在大腿、臂部注射。

第二，由于胰岛素是一种生长因子，反复在同一部位注射会导致皮下硬结，降低该部位的胰岛素吸收率，进而使得血糖不稳。因此，平时的注射一定要注意轮换注射部位。

第三，为保证将胰岛素注射至皮下，将活塞完全推压到底后，针头应在皮肤内停留 10 秒钟，再拔出针头。

第四，患者在胰岛素注射过程中应尽量遵守针头"一针一换"的原则。否则多次使用会造成针尖钝化，可能导致皮下脂肪增生。

第五，用完的针头不能随意丢弃，必须放入加盖的硬壳容器中，以免造成污染。

最后特别提醒广大患者，胰岛素的剂量调节涉及多种因素，患者应该密切监测血糖，并与医生保持密切联系，及时沟通，在医生的指导下调整胰岛素的剂量。

➡ 怎样自己注射胰岛素？

提起注射，最近笔式胰岛素注射器占据了主流地位，这种笔式注射器带有胰岛素制剂的笔芯，对好刻度之后，只需按下笔帽即可，使用起来非常简便。这种笔式注射器有的是一次性的，用完即可扔掉，有的则是多次使用的类型，都在减少患者痛苦方面作了改进。

注射部位大多在接近小肠、疼痛感较小的腹部

胰岛素注射基本上要在进餐前30分钟（超短效胰岛素制剂要在即将进餐前）进行，注射的时间、次数因人而异，一定要遵照医嘱。

原则上是进行皮下注射，注射部位为上臂的外侧或大腿、腹部等部位。在腹部进行注射，由于接近小肠，利于胰岛素起效，所以可以迅速稳定地吸收胰岛素制剂，而且疼痛感较小。吸收性较好的注射部位还有上臂外侧和大腿外侧，当然也可以在臀部进行注射，但由于实施起来很困难，所以不太适合自己进行注射。

注射后不要去揉按注射部位，可以不去理会它，创口不妨碍洗浴。

每次注射的部位要轮换，注射后应稍事休息

每次注射时，都要离开原来的注射部位3厘米以上，如果反复在同一

部位或距离较近的部位进行注射，该部位的皮肤就会变硬或隆起、凹陷，这样会妨碍胰岛素的吸收。

　　另外，注射胰岛素的部位在注射之后若不稍事休息，胰岛素的吸收就会加速而使其效力降低。例如，如果计划要进行慢跑，注射时就应该避开大腿上的部位（见图32）。

　　胰岛素制剂和注射器可以保管在室内的阴凉处，如果保管在冰箱中，温度不应该过低，可放在冷藏室内，注意不要放在冷冻室内。

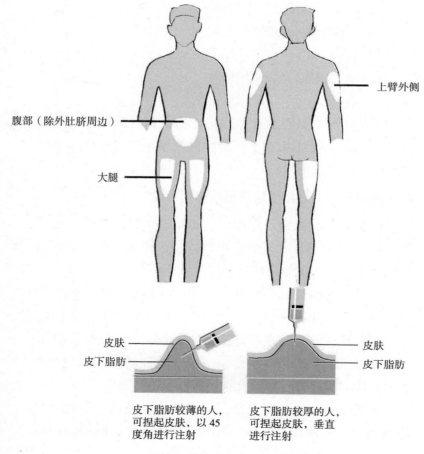

上臂外侧

腹部（除外肚脐周边）

大腿

皮肤
皮下脂肪

皮肤
皮下脂肪

皮下脂肪较薄的人，
可捏起皮肤，以45
度角进行注射

皮下脂肪较厚的人，
可捏起皮肤，垂直
进行注射

图32　胰岛素的注射部位及注射方法

小贴士：

如何应对低血糖？

注射或服用药物出现失误有时会出现低血糖反应

由于使用的是降低血糖的药物，所以一定要做好应对低血糖的准备。低血糖主要发生于以下情况：

（1）胰岛素制剂和口服药的用量过多。

（2）注射、服用时间出现偏差。

（3）进餐时间较迟，进餐量不足。

（4）空腹时进行激烈的运动。

（5）饮酒。

（6）服用镇痛、解热药物。

（7）腹泻。

上述情况均是在血糖值没有上升到所预期的程度的情况下发生的，在此状态下，若注射或服用降糖药物就会使血糖值进一步降低。

进行早期应对，了解自己的初期症状

低血糖时首先会出现困倦、不适、饥饿、焦灼（思路没有条理）的感觉，进而会出现发困、倦怠、恶心、视力模糊、头痛、头沉等症状（见图33）。

在出现这些症状的时候，一定要采取适当的措施，一般情况下，应补充 10 ~ 20 克砂糖或饮用含有糖分的果汁。那些可能出现低血糖的人要在平时备有小袋砂糖或巧克力。

不过，正在服用口服药 α – 糖苷酶抑制剂的人，不能通过食用砂糖或带砂糖的食物预防低血糖的发生。

出现低血糖后如果没能及时采取应对措施，患者就会出现颤抖、冒冷汗、心悸、目眩、面色苍白、脉搏加快等症状，甚至导致深度昏迷而给生命带来极大的威胁。如果发展到这种程度，仅靠自己是解决不了的，需要周围人的帮助，为此，可以随身携带使人们知道自己是糖尿病患者的卡片（上面记载有主治医生和医院名称、所服用的药物、家人的联络方式及地址等内容）。

　　要始终注意自己的低血糖初期症状，并时刻准备进行早期应对。

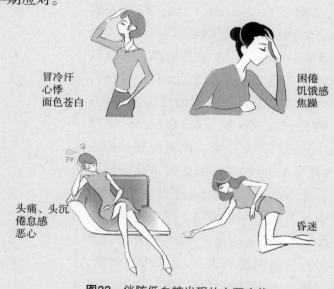

冒冷汗
心悸
面色苍白

困倦
饥饿感
焦躁

头痛、头沉
倦怠感
恶心

昏迷

图33　伴随低血糖出现的主要症状

→ 老祖宗是怎样治疗糖尿病的？

中国是世界上最早认识糖尿病的国家之一。在先秦时期，《淮南子·说山训》曰："嫁女于病消者，夫死后难复处也"，这里病消即指消疾，为古代最早的糖尿病病名。印度也是记载糖尿病较早的国家，约公元前500年至公元前400年间，梵文古医书中载有"尿甜如蜜的治疗"。在西方罗马时代，约公元前300年 Aulua Cornelius 也描述过糖尿病。公元后，在中亚、西亚的阿拉伯人（公元850~892年）的史料里也见到了糖尿病的记载。到了公元1674年，英国人才发现了尿甜，这个记载比中国人晚了一千多年。早在隋唐时期甄立言于《古今录验方》中云："渴而饮水多，小便数……甜者，皆是消渴病也。"从以上文献看，糖尿病的渊源最早都根植于经济、文化发达的国家和地区。

糖尿病的"中医名字"

先秦时期有"病消"一词，即"消病"，说明这一时期对这个病的预后已经有了初步的认识。《黄帝内经》时期，中医对糖尿病的认识有了很大的发展，病名的内涵不断丰富，出现了多个名字，如：消瘅、消渴、脾瘅、消中、鬲消等。

《说文解字》中云："消，尽也。"《广雅释诂》中云："消，减也。"说明糖尿病患者会出现肌肉消减。"消"有"减"、"瘦"之意，《素问·阴阳别论》又赋其医学意义，曰"二阳结谓之消"，可见"消"又和"热"联在一起。王冰注曰："瘅，谓热也。""消瘅"一词出于《灵枢·五变篇》："五脏皆弱者，善病消瘅。"消渴一词出《素问·奇病论》："此肥美之所发也，此人必数食甘美而多肥也，肥者令人内热，甘者令人满，故其气上溢，转为消渴。"上述二段文字概括了中医早在2000多年前对糖尿病的发生已有了充分的认识。

消渴一词至东汉后被广泛使用，并逐渐取代"消瘅"。随着对消渴病认识的加深，至宋代出现了"三痟"名称。王怀隐等在《太平圣惠方》中云："夫三痟者，一名痟渴，二名痟中，三名痟肾。"并解释为："一则饮水多而小便少者，痟渴也；二则吃食多饮水少，小便少而黄者，痟中；三则饮水随小便下，小便味甘而白浊，腰腿消瘦者，痟肾。"可见"三痟"即"三消"之前称。

宋代以后明确提出了"三消"及"上消、中消、下消"之名词，《临床指南医案》中云："三消之病，三焦受病也。上消者，渴证也，大渴引饮，随饮随渴，以上焦之津液枯涸。古云其病在肺，而不知心脾阳明之火皆能熏灸而然，故又谓之膈消也。中消者，中焦病也。多食善饥，不为肌肉而日加消瘦，其病在脾胃，又谓之消中也。下消者，下焦病也。小便黄赤，为淋为浊，如膏如脂，面黑耳焦，日渐消瘦，其病在肾，故又名肾消也。"这段话对"三消"的含义及相互关系做了详细的描述。

糖尿病的中医治法

中医治疗糖尿病有多种方法。

1. 三消论治

《医学心悟》提出："治上消者，宜润其肺，兼清其胃；治中消者，宜清其胃，兼滋其肾；治下消者，宜滋其肾，兼补其肺"。

古代医家认为上消属肺，以烦渴多饮、尿多舌赤为主症，治宜润肺兼清热生津；中消属胃，以消谷善饥，形体消瘦为主症，治宜养阴润燥清胃，同时滋养肾阴；下消属肾，以尿频、口干、腰膝酸软为主症，治宜滋阴固肾，同时润肺生津。

2. 从肝论治

《黄帝内经》中早有肝与消渴的发生有关的记载。如《灵枢·本脏篇》云：肝脆则善病消瘅。提出情志失调是消渴病重要的致病因素。如黄坤载在《素灵微蕴·消渴解》中云：消渴之病，则独责肝木而不责肺金。临床和实验发现，糖尿病的发生、发展与肝的关系密切。

肝主疏泄，能协调平衡人体气机的升降出入运动。脾升胃降，都与肝有关。消渴正是一个涉及全身多个脏腑组织并以阳热证为主的疾病。肝失疏泄，不仅使人体气机紊乱，还会犯肺、伐胃、耗肾伤津，从而使人体气血津液输布失调，发生消渴。

临床治疗消渴，除了强调治肺、治胃、治肾之外，亦不可忽略疏肝。患者自身可进行心理调节，可更好地促进消渴病恢复。

3. 从脾论治

消渴病主要是由于机体水液代谢与输布、饮食精微转输的紊乱所至。细究消渴病之病机，莫不关乎脾脏。脾主思虑，即劳思伤脾，如若焦虑失眠则耗津化火、扰乱代谢，致使人体水谷精微的传输和吸收紊乱，而变生此病。

消渴病从脾论治，宜审因而治。不外乎益脾气、养脾阴、化脾湿、泻脾热、温脾阳。亦可与益肾、清胃等相兼应用，以达使脾运得健，水谷精微的传输与利用恢复正常为目的。现代药理研究，入脾经之黄芪、山药、苍白术、元参等药物皆有降血糖之功用，从而显示了从脾论治消渴病是一条有效的途径。揭示了脾气旺而运化健、脾阴足而精自生、湿热清、血脉和、而中焦气机畅达，则饮食之津微通五脏、达六腑、四肢百骸皆得其养，消渴诸症得以悉除。

4.从瘀论治

瘀血是消渴的重要病理产物，同时又始终是产生并发症的重要原因，瘀可致消，消渴必瘀，消后更瘀，二者互为因果。消渴病患者均伴有不同程度的微血管形态异常、微血流紊乱、血液流变学异常等表现。

《黄帝内经·灵枢五变》中曰："怒则气上逆，胸中蓄积，气血逆流，髋皮充肌，血脉不行转而为热，热则消肌肤，故为消瘅。"指出气滞血瘀，化热伤津耗阴可致消渴。张仲景《金匮要略》中云："瘀血久积体内，化火伤阴，致津亏液损，使人烦渴多饮，病者如热状，烦渴，口干燥而渴，其脉反无热，此为阴伏，是瘀血也"。清·唐容川《血证论》中曰："瘀血发渴者，以津液之生，其根出于肾水，水与血交会转运，皆在胞中，胞中有瘀血，则气为血阻"。均说明瘀血阻气，气滞加重，水津不布，势必发为消渴。

中医预防糖尿病有哪些方法

治未病是指采取预防或治疗手段防止疾病发生、发展的方法，是中医治则学说的基本法则，是中医药学的核心理念之一，也是中医预防保健的重要理论基础和准则。早在《黄帝内经》中就提出了"治未病"的防治思想，是至今为止我国卫生界所遵守的"预防为主"战略的最早思想。

治未病有三层含义：一是防病于未然，强调摄生，预防疾病的发生；二是既病之后防其传变，强调早期诊断和早期治疗，及时控制疾病的发展演变；三是预后防止疾病的复发及治愈后遗症。

我们应该如何养生保健，来防止糖尿病的发生呢？

首先要做到节制饮食，调和五味。《素问·奇病论》中云"此肥美之所发也，此人必数食甘美而多肥也，肥者令人内热，甘者令人中满，故其气上溢，转为消渴"。可见长期过食肥甘，醇酒厚味，损伤脾胃，致其运化失职，积热内蕴，可化为消渴，在保证机体合理需要的前提下，应限制主食、油脂的摄入；七情失调是引发或加重消渴的重要因素，正如《临证指南医案·三消》中说"心境愁郁，内火自燃，乃消证大病"。所以保持情志调畅，心情愉快也是十分重要的；另外，我们还要尽量加强运动，劳逸适度，以保证"正气存内，邪不可干"。

有哪些中药能治疗糖尿病

中医认为，同一疾病在不同的发展阶段，可以出现不同的证型。因此在治疗疾病时就可以采取"同病异治"的原则。

若以口渴多饮、口舌干燥、尿频量多、烦热多汗、舌边尖红、苔薄黄、脉洪数为主要表现，此为上消。中医治疗应清热润肺、生津止渴为主，方用消渴方。药物组成：天花粉、葛根、生地黄各30克，麦门冬、藕汁、知母各10克，黄连、黄芩各6克；服用方法：水煎服，每日1剂，早晚分服。

若以多食易饥、口渴、尿多、形体消瘦、大便干燥、苔黄、脉滑实有力为主要表现，此为中消之胃热炽盛证。中医治疗应清胃泻火、养阴滋液为主，方用玉女煎。药物组成：生石膏、玄参各15克，知母5克，生地黄9克，黄连、栀子、麦冬门各6克；服用方法：水煎服，每日1剂，早晚分服。

若以口渴引饮、能食与便溏并见，或饮食减少、精神不振、四肢乏力、体瘦、舌质淡红、苔白而干、脉弱为主要表现，此为中消之气阴亏虚证。中医治疗应益气健脾、生津止渴为主，方用七味白术散。药物组成：黄芪50克，党参、怀山药各30克，白术、茯苓、葛根、天门冬各15克，木香10克，甘草、麦门冬各9克，藿香6克；服用方法：水煎服，每日1剂，早晚分服。

若以尿频量多、浑浊如脂膏或尿甜、腰膝酸软、乏力、头晕耳鸣、口干唇燥、皮肤干燥、瘙痒、舌红苔少、脉细数为主要表现，此为下消之肾阴亏虚证。中医治疗应滋阴固肾，方用六味地黄丸。药物组成：熟地24克，山萸肉、山药各12克，泽泻、丹皮、茯苓各9克；服用方法：水煎服，每日1剂，早晚分服。

若以小便频数、浑浊如膏，甚至饮一溲一，面容憔悴、耳轮干枯、腰膝酸软、四肢欠温、畏寒肢冷、阳痿或月经不调、舌苔淡白而干、脉沉细无力为主要表现，此为下消之阴阳两虚证。中医治疗应滋阴温阳，补肾固涩，方用金匮肾气丸。药物组成：熟地黄、茯苓、丹皮、山药各15克，山芋肉、泽泻各10克，附子9克、肉桂3克；服用方法：水煎服，每日1剂，早晚分服。

治疗糖尿病的小药方有哪些？

以下几种小药方在临床应用中取得了较好的临床疗效，大家可根据自己的症状适时选用。

1. 玉泉散

组成：葛根、天花粉、麦门冬、生地黄各15克，甘草5克。

应用：以上诸药同入砂锅，水煎取汁，频取服。适用于烦渴多饮的糖尿病患者。

2. 四汁饮

组成：鲜苇根、荸荠汁、麦门冬汁、梨（血糖控制不佳者不用梨）各30克。

应用：上味鲜品洗净榨汁，和匀饮服。适用于燥热灼伤肺胃，烦渴不止的糖尿病患者。

3. 二冬汤

组成：麦门冬9克，天门冬6克，天花粉、荷叶各3克，甘草2克。

应用：以上诸药同入砂锅，水煎取汁，频取服。适用于渴而多饮之糖尿病患者。

4. 桑根皮茶

组成：桑根白皮 30 克。

应用：将其洗净切碎，晒干备用，每日水煎代茶饮用。有降压、降糖、利水之功。适用于糖尿病伴高血压患者及素体肥胖痰湿水肿者。

5. 右归饮

组成：熟地 9 克，山药、山萸肉、枸杞子、炙甘草、杜仲、肉桂、制附子各 6 克。

应用：以上诸药同入砂锅，水煎取汁，频取服。适用于神疲乏力、腰痛腿软、下肢水肿的糖尿病患者。

6. 石斛茶

组成：鲜石斛 30 克。

应用：洗净切碎，沸水冲泡代茶频饮。有清热生津、滋阴养胃之功效。适用于糖尿病多饮善饥、暑热口渴者。

7. 生脉散

组成：人参、麦门冬各 9 克，五味子 6 克。

应用：以上诸药同入砂锅，水煎取汁，频取服。适用于口渴咽干、乏力多汗的糖尿病患者。

8. 增液汤

组成：生地黄、麦门冬 24 克，玄参 30 克。

应用：以上诸药同入砂锅，水煎取汁，频取服。适用于大便秘结、口渴口干的糖尿病患者。

9. 生地八味汤

组成：生地、麦门冬各 9 克，山药、知母、丹皮、荷叶各 6 克，黄芩、黄连、黄柏各 3 克。

应用：以上诸药同入砂锅，水煎取汁，频取服。适用于消谷善饥的糖尿病患者。

老祖宗有哪些治疗糖尿病的非药物疗法?

1. 推拿

中医认为推拿按摩可以平衡阴阳、调和脏腑、疏通经络、加强营卫气血功能,从而达到扶正祛邪的作用。糖尿病患者可将推拿按摩疗法作为治疗糖尿病的辅助疗法。

推拿头部的作用既可以引起神经兴奋,又可以抑制神经,从而达到调节平衡的作用,通过调节反射来调节大脑皮层神经中枢和自主神经的相对平衡。常用穴位和手法如下:迎香穴(定位:在鼻翼外缘中点旁开约 1.5 厘米,当鼻唇沟中),拇指指尖压在迎香穴上,双手微微颤动,徐徐用力。每次连续 300 ~ 500 次,频率每分钟 3 次以上;风池穴,拇指指尖压在风池穴(定位:胸锁乳突肌与斜方肌上端之间的凹陷处)上,其他四指自由摆动,微微用力。每次连续 200 ~ 300 次,频率每分钟 100 次。

推拿腹部可以促进腹部的血液循环和胃肠蠕动,加速消化与吸收,进而改善胰岛的营养,使胰岛血液供应不足得到纠正,有利于胰岛素功能的恢复。双手平放在腹部神阙穴(肚脐处),按顺时针做环形推拿,每次 5 ~ 10 分钟,频率每分钟 60 ~ 90 次。

推拿四肢可以改善四肢的微循环,促进组织代谢,加速细胞对糖的吸收利用。双手从大腿内侧的根部往下推到脚腕部,再从足后跟部往上回推,每次 5 ~ 10 分钟,每分钟 50 ~ 80 次,本法可促进血液循环、改善心脏供血、软化血管;另外可用双手的拇指尖按压足三里,徐徐用力,每次约 1 ~ 3 分钟。本法具有促进胃肠消化和吸收,增强体质等作用。

2. 拔罐

通常所说的拔罐疗法是指选用不同的玻璃罐、陶瓷罐或竹罐等,通过燃火或抽气的方法使罐内的气压低于大气压,形成负压,然后根据患者的不同情况,使罐吸附于施术部位(穴位),从而达到治疗目的的一种自然疗法。

拔罐可疏通经络、活血散瘀、吸毒排脓,并能通过经络的内外连通作用，起到调节全身功能、平衡阴阳、扶正祛邪的作用。大家可每隔一段时间，在背部、腿部常常拔罐。通过拔罐，还可调节糖尿病患者的内脏功能，改善脾胃功能，纠正内分泌紊乱状态，从而达到降糖治疗的效果。

3. 耳穴压豆

中医认为："耳者，宗脉之所聚"，"十二经脉皆通于耳"，因此耳穴是全身信息的一个反应点和控制点，与脏腑经络密切相关，所以耳穴治疗糖尿病的方法普遍被医家采纳。

糖尿病耳穴压豆常取的穴位为：胰胆、内分泌、缘中，配以肺、肝、脾、神门、肾上腺等穴位。将王不留行籽1粒，置于0.7厘米×0.7厘米的小方胶布上。在选定耳穴上寻得敏感点后，即贴敷其上，用食指、拇指捻压至酸沉麻木或疼痛为宜，此后每日自行按压3次，以有上述感觉为宜。每次贴一侧耳，两耳交替。每周贴敷2次，10次为1个疗程。疗程间隔5~7天。

中医如何治疗糖尿病的常见并发症

1. 糖尿病周围神经病变

神经病变的典型症状肢体麻木，疼痛，部位较固定，夜间尤甚，属中医瘀血证范畴，中医学有"久病入络"之说，阳气不足，运血无力而致血瘀，温阳化瘀中药即可取得满意疗效。

中药外治，辨证足浴治疗均可取得良好疗效。中药药浴常用中药包括：当归、川芎、桃仁活血补血止痛；红花、赤芍、乳香、没药活血化瘀、通络止痛；地龙破血逐瘀；桂枝、花椒克破阴和阳、温精通脉、散寒止痛。将诸药合用，共同达到温经通阳、活血止痛之功效。等您真正要泡药浴时，要先咨询自己的主治医生，让他来帮您辨证论治，选取合适的方药进行药浴。

2. 糖尿病下肢血管病变

糖尿病足既具有糖尿病和其他并发症的内科疾病表现，又有足部病变的外科情况，临床上处理相当棘手，一旦发病，病情发展迅速，难以控制，多致截肢等，预后欠佳。中医治疗通过内服外浴疗法治疗糖尿病下肢动脉闭塞，多取得良好疗效。

中药浸泡熏洗法是必不可少的辅助疗法，具体选用的药物要根据医生辨证论治之后再做定夺，目前很多中医院都已经开展了药浴这一行之有效的康复疗法。另外，针灸治疗亦有助于改善患肢血液循环和感觉、运动的康复，达到通经活络，调理全身之目的。

3. 糖尿病视网膜病变

糖尿病性视网膜病变是糖尿病性微血管病变中最主要的表现，是一种具有特异性改变的眼底病变，属糖尿病的严重并发症。临床诊断以是否出现视网膜新生血管为标志。

有些医家采用中药与针灸结合治疗取得了良好的效果，多采取益气养阴、补肾明目、活血化瘀之中药；针灸取穴多为睛明、太阳、神庭、攒竹、太溪、太冲、光明、曲池、足三里、血海、阳陵泉、鱼腰等。

同时，亦可配合外治法——中药浓煎液外敷患目。药用夜明砂 30 克，野菊花、大黄、晚蚕沙、丹皮各 15 克，黄连 9 克，上述药物装入白布包中封口，浓煎备用。患者闭目趁热敷目，保持温度，以患者能耐受为度，收效甚佳。

4. 糖尿病肾病

糖尿病性肾小球硬化症又称糖尿病肾病，是糖尿病特有的严重的微血管并发症，也是糖尿病患者死亡的主要原因。糖尿病肾病的发生率随糖尿病类型不同而不同，1 型糖尿病发生率为 40% ~ 50%，2 型糖尿病发生率约为 20%。

糖尿病肾病在病变早期可采用太极拳、五禽戏、八段锦等传统锻炼功法，适量活动，不宜剧烈运动；糖尿病肾病肾衰竭者应以卧床休息为主，活动量不宜过大，不可过劳，可选用气功之内养功等静功法。糖尿病肾病的中医治疗以平衡人体阴阳、调和气血、通畅经络为目的，对病体康复有一定的辅助作用。

中药内服、灌肠及中药药浴可明显减轻糖尿病肾病患者的水肿症状，利尿剂剂量可明显减少，并能够减少尿蛋白，降低血肌酐、尿素氮，延缓肾功能恶化，提高患者的生存质量，延长了患者进入肾脏替代治疗的时间。慢性肾衰竭是糖尿病肾病晚期出现的严重综合征，肾脏进行性损伤及肾单位减少，肾脏清除水、电解质、尿酸及氮代谢产物的能力大大降低，因此，促进患者体内毒素和水分的排出是治疗的重点。"开鬼门"和"洁净府"是中医治疗该病的有效方法。"鬼门"即指体表的汗毛孔。在宣肺发汗的过程中，即宣发肺气，通过皮毛使汗从皮肤而出。"开鬼门"即是发汗的意思。"净府"是指膀胱，"洁净府"即是利小便的意思。中医对水肿病的治疗，需常运用"开鬼门"和"洁净府"的方法，使停留于体的水分，能随汗排出或从小便排出。故中药药浴就有"开鬼门、洁净府"之功，治疗糖尿病肾病可有理想的效果。